転んだあとの杖

老いと障害と

島田とみ子　著

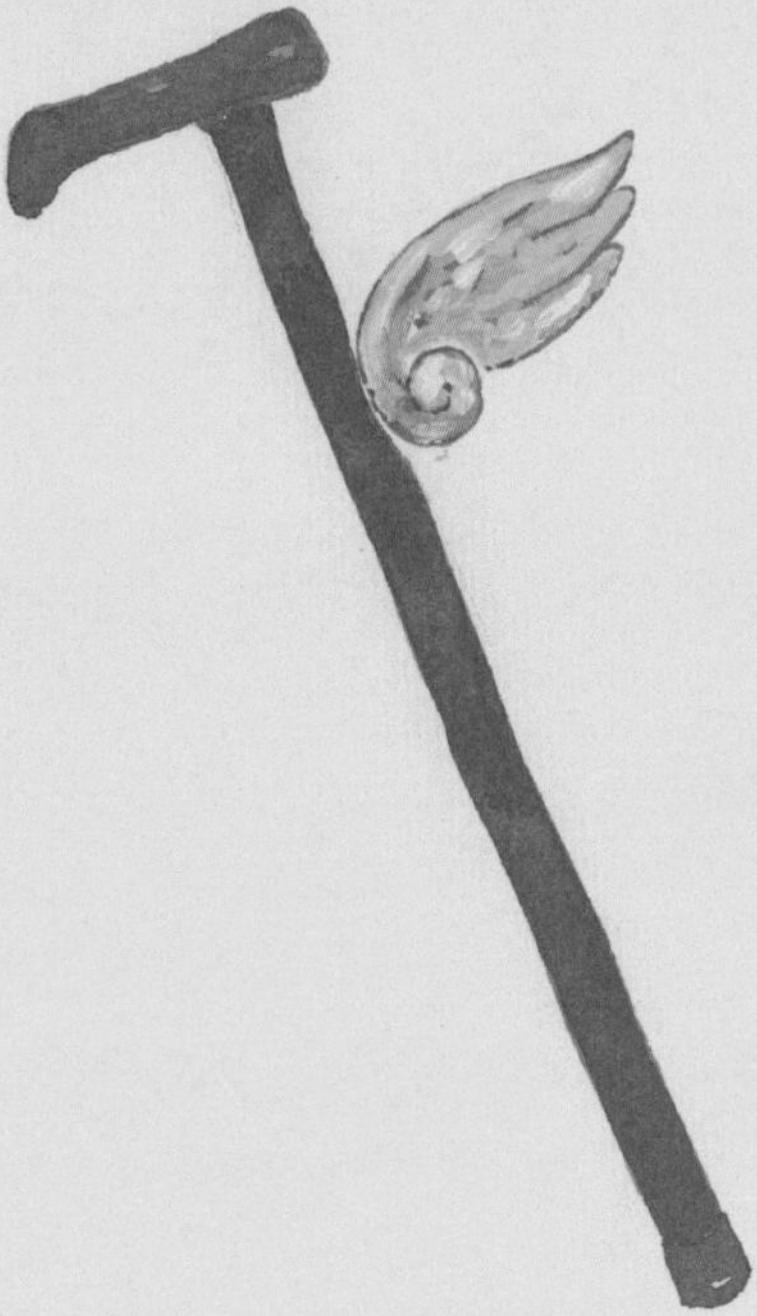

未來社

もくじ　転んだあとの杖――老いと障害と

永畑風人……装幀

転んだあとの杖——老いと障害と

プロローグ

私は子どもの頃よく転んだ。手足は泥だらけ、服も汚してベソをかきながら帰ってきた。私に母はいつも言った。「お前は〝足モロ〟なんだから気をつけなさいよ」

〝足モロ〟の私は、小学校、女学校…と進むなかで何度か転んだことはあったと思うが、どれも大事に至ることはなかった。

ところが三年前の六九歳の夏、思いもかけぬ大型の転びをやってしまい、歩行不能に陥った。

それは、車で一五分ほどのスーパーへ夫と買物に行った時のことである。その頃私は腰痛のため杖をついて店の中を回り、荷物は手押車を押す夫に託した。買物を終えて私は杖一本をもって外に出た。店先を十歩ほど歩いたところの地面は、小さい四角の石を大ざっぱに埋めた一種の舗装がしてあったが、石にはデコボコがあった。その石の一つに右足がつまずき、私はアッと思う間に後ろに転倒した。

こんな転び方ははじめてだった。頭は打たなかったが全身が石にたたきつけられた感じがした。周囲の人が「あら、おばあちゃんが……」と叫ぶのが聞こえたが、私は恥ずかしさが先に立ち、自分で起き上がった。杖を拾いあげ、大急ぎで夫の車に向かった。不思議にも痛みは何もなく、車の乗り降りも自分でできた。夫には転んだ話はしなかった。こうして歩けるし、玄関へのスロープや階段もいつものようにのぼれた。だから話す必要もないと思ったのである。

それから二日間普通に家事をし、本を読んだりと、いつもと変わらない生活ができた。転んだことは忘れていた。

ところが転んでから三日目の朝、畳の部屋で立ち上がろうとしたとき、二本の足で立てず、両足ともぐずぐずと床に沈んでしまった。両手を畳について足を投げ出したが足を動かすこともできなかった。思いもしなかった事態に、私は驚き、ショックを受けた。あわてて夫を呼び「動けない」と訴えた。夫は杖をもってきてくれたが、杖にすがって立つこともも出来なかった。

なぜこんなことになったのか―夫も私もまったく理由がわからなかった。三日前に転んだのがきっかけだったとは思いもしなかった。

平成八年七月一一日。この日が私の転んだ日である。この日、私の人生は大きな転換を強いられることになった。

しかし、病院で検査を受けるまで、私の歩行困難となった理由はわからなかった。その頃私は足と腰の痛みをかかえていた。整形外科で坐骨神経痛と診断され、痛み止めの飲み薬と坐薬をもらっていた。しかし痛みは絶えずやってきたので鍼灸やマッサージに通いもしたが、こうした民間療法は一時的に痛みを和らげるだけのものであった。

立てず、歩けずの〝いざり〟になったのはこの坐骨神経痛のせいではないかと、夫も私も考えた。この医師には以前に「リハビリを受けたい」と二度ほどお願いしたが、「痛みをとるのが先決です」と断られていた。

〝いざり〟の状態から歩けるように回復するには、リハビリを受けるのがよいと夫も私も考えた。幸にも転んでから約一カ月後の八月一二日、慶応大学月ケ瀬リハビリテーションセンターに入院することができた。

さまざまな検査の結果、私の障害の理由がようやく明らかになった。

1　第四腰椎の圧迫骨折で歩行困難がおきた。

2　高度の骨粗鬆症が進んで、骨が非常にもろくなっており、圧迫骨折の原因である。骨粗鬆症が進んだのは、平成七年八月から入院治療した全身性エリテマトーデス（膠原病）

のために、多量のプレドニン（ステロイド剤）を飲んだため、その副作用である（最初は一日三〇ミリグラムのプレドニンを約一カ月飲みつづけたことを覚えている）。プレドニンは今も一日五ミリグラムを飲みつづけている。

知らぬ間に進んでいた体の老化、特に薬の副作用によって進んだ骨粗鬆症のこわさを、痛切に感じた。

医師は「リハビリである程度歩けるようになります」と希望をもたせてくれた。私は毎日リハビリに励み、三カ月で退院する頃には続けて一〇〇メートルほど歩けるようになった。退院後、さらにリハビリの仕上げを、とNTT東日本伊豆病院（旧伊豆逓信病院）に一カ月半入院した。運動療法のほかにペインクリニックで足の痛みをとる注射をうけた。痛みは次第に緩和されて、それにつれて杖で歩ける距離ものびていった。伊豆病院を退院する頃は杖で四〇〇メートルほど歩けるまで回復した。

私が一生障害を負う身になったと、自覚したのは伊豆病院に入った頃であった。それまでは回復の早さを喜び、やがてはもとの体にもどれるだろうと、ひそかに考えていた。

担当の部長先生が何気なく「君のような障害者…」と言った時、私はハッとした。自分が障害者になったとは信じられなかった。気持は大ゆれにゆれた。障害を持つ自分を受け入れられず、障害と自分を結びつけることを拒否する心境であった。健康なときに、自由に動きまわっていた自分の姿が恋しかった。あの頃の自分を取戻したいと、涙を流しながら思いつづけた。

そんな日々にもリハビリ訓練は効果をあげた。杖をついて歩ける距離は日毎に伸びていく。もとの体には戻れないという諦めをかかえながら、自分の体にはまだ回復力が残されいることを痛感した。人間はいくつになっても回復力を持っているのではないか。七〇代、八〇代の人が元気に生活している源《みなもと》はこの回復力のおかげではないか。私は自分の体を見つめつつ、こんなことをしきりに考えた。

私はよい医師がいるときけば、またあの病院がよいときけば、知人を通して紹介してもらいどこへでも出かけていって診察してもらった。足の症状の見方、リハビリの方法などさまざまで、得ることがあった。もっとも医師の診療に失望したこともあったけれども。

東京五反田のNTT東日本関東病院（旧関東逓信病院）のペインクリニック科へは二週間に一度通った。電車の乗り換えのため、手すりにつかまって階段を上下することもできるようになった。五反田への一年半の通院のおかげで足の痛みは次第にとれていった。最も大きな効果をあげたのは「神経根ブロック」の治療であった。これについては後に書くが、おかげで歩行時の痛みはほとんど消えた。ところがことし（一一年）七月腰が痛みだした。

歩くとき両腰にそれぞれ重いものをかかえているような感じがあって思うように歩けない。その症状は日によって軽重がある。先生はこれまでのように二週に一回の通院をすすめられて、目下通院中である。

腰椎の骨折で、体の形が変わった。はじめ背は前かがみになったが、今は「かなりまっすぐになったナ」と夫が言うほどになった。しかし腰の骨がコブのようにとびだして、その分だけ身長が五センチ縮んで一四五センチになった。そのため棚の上の物がとれなくなり、台所の換気ファンのスイッチも背をのばしてやっと届く。スカートやパンタロンの丈も長いので裾を縮めたりしたが、今の時代スカートの長いのも短いのも共存しているので、あまり神経質にならないことにした。腰と足を安定させるため、コルセットに代わる腰巻をしているが、この腰巻のためウエストは七六センチとなり、これまで着られたパンタロンやスカートのウエスト寸法を直さなければならなくなった。

とても残念なのは自由に動きまわれないことだ。旅行も芝居も音楽会もお能も講演会も一人で気軽に出かけられない。特に旅行や展覧会がむつかしい。夫や姉と劇場へ行ったが、そこまで歩ききれるか、という不安が先にたつ。

毎日の新聞には海外や国内旅行の宣伝が載り、ウォーキングやアウトドアの記事も多い。「人間が当然歩けることを前提に、こうした記事がつくられている」と思いながら自分には縁のないことと思い、それでも目を通す。そして、大空と美しい自然の中で自由に過ごせる人々は仕合せだと羨む。

こんな私にも、障害を忘れる幸福な時間がある。椅子にかけて机に向かい好きな本や俳句を読む時だ。痛みもなく、障害は念頭を去り、本の面白さにひきこまれる。最近感動したのは子規の『仰臥漫録』と『病状六尺』だ。三六歳の九月に結核と脊髄カリエスで死去した子規は最後の約七年間は仰むけに寝たきりであった。三〇代の若さで障害者の日々を送るほかなかった。その寝たままの姿勢で和紙をかざし、筆に墨をつけて文章を書き、句を作った。文章は日本新聞の記者として毎日書かねばならなかった。それらの文章を集めたのが『病状六尺』であり、文学、世相、社会その他話題は広い。『仰臥漫録』は発表を予期せず書いたもので、食べることの好きな子規は毎日の食事やおやつまで克明に記して面白い。カリエスから出る膿のため繃帯を毎日取り換える痛さ。漫録には「痛さに号泣」とか「痼癪をおこした」といった文字が頻繁に出ている。随分つらかったろう。気分のよい時は、痛みに耐えながら絵を描き、それに文字で説明をつけているが、絵も文字も風格がある。

子規はなんという広やかな精神の持ち主だったろう。宿痾に苦しみ耐えながら明治という新しい時代を見つめつつ、短歌、俳句の革新をやりとげ、また優れた文明批評家でもあった。病気との戦いに負けることなく、豊饒な精神世界に生き、独自の文学世界を創造した。

子規の全身に及んだ病気とその戦いを思えば、私の痛みや歩行困難、日常の不自由など軽いというべきだろう。両手は使えるし、目も耳も支障はない。それなのに私はなぜこのような手記を書くのか。できる範囲のことをし、できるだけ自立し、読書や、入門したばかりの俳句の世界を楽しんで、素直に生きればよいのではないか。

だが、私の気持の中には、障害者となったことへの強いこだわりがある。障害は思いがけなく、全く不意に私の上にやってきた。それが、これまでのように自由に、気ままに生きることを許さなくなった。共に生活する夫には迷惑と気づかいのかけっぱなしである。

「障害をもった大元の原因は病気だよ。あの病気がもとでこうなったんだから諦めるより仕方がないじゃないか」

夫はこう言って慰めてくれる。夫は私のために自分が背負わねばならない重荷を、こう考えてやむなしとしているのだろう。

とり返しのつかない思いで病気から障害を持つに至った四年余りをふり返る。そしてやはり自分は、人生の転機にあると考える。私はものの考え方や生き方を変えていくべきだと思う。これまでの入院でたくさんの、私よりはるかに重傷の障害者と出会い、親しくなった。みなそれぞれの障害に苦しみつつ、一歩一歩回復への期待をもちながらリハビリに励んでいた。お互いの病状、障害への思いやりも深い人たちであった。

さまざまな病気や事故あるいは出生時からの異常で、障害の人生を生きざるを得ない人はこの国に百万人をこえる。その人々は私と、ともに生きる仲間であり、兄弟姉妹のようなものだ。しかし苦しい人生をかかえる障害者に対してこの国の対策は十分とはいえない。社会的なバリア（障壁）も大きい。そのことは、私が家から外へ出ていわゆる健常者の世界に入ってみると、痛切に感ずる。

ある日、駅で車椅子に乗ったおとしよりを、駅長さんと娘さんらしい人が、よいしょと電車に乗せている光景に出会った。「どこまで電車で行くのだろう。降りる時の手配は駅長さんがしてくれたのだろうか」と私はこの車椅子の親子があとまで気になった。たまの外出だから、こういう扱いもしてもらえるのではないか。車椅子の人をのせてくれるタクシーは少ない。あったとしても費用がかかる。結果として障害者は家に閉じこもり勝ちとなる。私自身も、講演会に行くのをあきらめたり、同窓会への誘いを断ったりしたことが何度もある。

人間にとって生きる喜びは、友情や、さまざまな人々との接触から生まれる。新しい知識や発見が大きな刺激となって、未知の世界が開かれる。障害者はドアをあけて、外へ出るべきだ。障害者にとって、開かれた社会、自由な交流が何より大切だ。だが、いまの社会が、障害者を進んで迎えいれる態勢になっているだろうか。

インターネットの世界を垣間見て、私はこの二〇世紀の新しい発明が、障害者の世界を大きく広げる力になると信じている。評判のベストセラー『五体不満足』の著者乙武洋匡君もインターネットを大いに活用しているらしい。生まれつき両手両足のない乙武君が、ワープロからはじまって、パソコンまでマスターしたのはどんな方法によったのか、詳しく書かれていない。乙武君は二〇歳になるまで自分を障害者として意識しなかったという。普通の仲間の中で、ほとんど同じように教育を受け、遊びながら成長した。体の不自由はさまざまな工夫で乗り越えた。その頭と体の使い方は見事であり考えさせられる。

障害者の問題へのかかわりは私の大事なテーマとなった。

さらに、障害者として、もがきながら生きた過去四年間の体験を書き残したいと思った。すべてが思いもよらぬ経験であり、自分自身のあり方を考え直さねば……と思うことも多かった。病院での友人たちから得たものも大きい。要するに、障害者となった自分を改めて見直し、障害と戦った日々に一つの区切りをつけたいという思いが強くなったのである。

はじめはなんとかして障害から逃れたいと思い、次はすこしでも回復をと願って医師を訪ね歩いた。自分自身には家でするリハビリや散歩を課し、骨の強くなることをひたすら願った。

そしてようやくいま、障害者として生きようという心の安定を得た。障害による痛みは落着き、家事や作業もある程度までできるところへ来た。精神的にも肉体的にもある安定に達したいま、これからの再出発への道標として、もがき戦った日々を書きとめておきたい思いにかられたのである。

それとおとしよりにぜひ申し上げたいことがある——

「絶対に転ばないで下さい」

ということだ。私が障害者になったきっかけは転んだことにある。そして以来四年間、転んだ果ての入院、リハビリ訓練、ペインクリニック等々沢山の人のお世話になって、ようやく今日まで生きてきた。いちばん迷惑をかけたのは夫であった。

〝転ぶ〟という言葉が笑い話のように使われることがあるが、老年世代にとっては、転ぶことは生命にかかわる危険をもたらす。たとえば転んで大腿骨の骨折をおこして寝たきりになるとか、転んだための障害で一生苦しむという例は世間に少なくない。聞いてみると、ちょっとした不注意から転んで不自由な体になったという例が多い。老年世代は、それぞれに転ばない生活の知恵をもっているはずである。

それにしても、人はなぜ転ぶのだろうか。子どもはよく転ぶがせいぜいかすり傷程度ですむ。若い人は事故を避ける本能的な身のこなしがうまい。いまの六、七〇代のおとしよりは、外見は若々しいが体の中で老化は進行している。この世代は事故に当面して、さっと身をかわすなどは下手である。

伊豆に住んでいたころ、近くの整形外科に通っていた。ある日、着飾った五〇代と思われる女性が青い顔をして五人、ドヤドヤと診察室に入ってきた。そのうちの一人はひざから血を流し、タオルを当てていたが、相当に大きな傷口らしくタオルの血は広がっていた。散歩中に石につまずき大きな石の上に前かがみに倒れたといった。折角の旅もケガ人を出してお気の毒であった。

事故はまったく思いがけない時に起こる。といってもそこには理由はちゃんとある。「不注意」である。老年世代に多い転びも、ほとんど不注意からきている。自分の歩き方や身のこなしについて「これなら絶対転ばない」と自信のもてるやり方を持ちたいものだ。

私の障害者手帳には「疾病による体幹機能障害（歩行困難）」と書かれている。たった一度転んだだけで背骨が曲がり、体の形も変わって、足腰の痛みが続いている。あの転んだ時の一瞬の不注意がこんな体の不自由を生んだ。

起きてしまったことはやむを得ないとあきらめて、今は外出——といっても通院ばかりだが——に非常に気を使うようになった。いつも足元に注意し、人ごみを避け、混んだ電車は見送り、ノロノロ歩きだから時間を十分にとる。

世間で転んだ話はきくけれども、その人が以後どう生きて、どんな暮らしをしているか等々はあまり聞いたことがない。恥をさらすことを覚悟で、私の上におこった転びのてんまつを書いた次第である。

この小著はちょっとした不注意から転んで、障害者となってしまった一老人の手記として読んでいただければ幸である。

1　入院　そして検査

私がどうにも動けない〝いざり〟の状態になったとき、私たちは伊豆の大仁町に住んでいた。大仁といっても知らない読者が多いかも知れない。江戸時代には金山で栄えた町で、もっとさかのぼれば、中世に北条氏が支配し、北條家代々の主人と一族をまつった寺があるし、源頼朝が流された「蛭ケ小島」とよばれる一画が隣の韮山町にある。中世の武士たちがかけめぐったと思われる山林は開墾されて密柑山や畑、水田となっている。戦後は二つほどの企業が立地し勤め人が増えた。近くの三島市に通勤する人も多く、兼業農家の圧倒的に多い人口一万五千の町である。

私たちが住んだのは、大仁町と韮山町にまたがる山林の丘を開発してつくった住宅団地の一画である。富士山を望み、狩野川の流れを見下ろす景勝の地として関西の大企業が開発をはじめたのは昭和三〇年代のはじめで、私たちが空地を手に入れて家を建てた平成六年には、七〇〇戸の住宅が丘を埋めていた。冬は暖かく夏は涼しく、病院の便も悪くないことから、私たちは老後を過ごす土地としてここを選んだ。

大仁町に住んで二年にしかならなかったとき、私の足は事故をおこしたのである。リハビリの病院を探すといっても、特に相談できる親しい隣人もまだできていなかった。

やむをえず、夫と私は電話帳を頼りにリハビリ科のある病院に電話をかけまくった。温泉を利用したものなど、リハビリ病院はかなりあった。が、どこにきいても「満員です」とか「二カ月ほどお待ち下さい」という返事ばかりで私たちは途方にくれた。

たまたま天城湯ケ島町の慶応大学月ケ瀬リハビリテーションセンターにきいたところ、「入院できます。こちらから連絡しますから一〇日ほどお待ち下さい」という返事に私たちはホッとして希望の灯がみえたように思った。

その頃の私たちはリハビリ施設については全く無知であった。慶応大学のリハビリセンターが全国でも有数の優れた施設であることも知らなかった。

あとになってその事を知り、私たちは二重に喜んだ。そして入院者のためのパンフレットなどが送られてきて、私たちはそれに従って準備にとりかかった。

平成八年八月一二日、私は慶応大学病院月ケ瀬リハビリテーションセンターに入った。伊豆の天城湯ケ島町にあるその病院は狩野川の流れに近く、六階建ての偉容を誇っていた、と言いたいが、かなり古びた建物であった。看護婦が出迎えてくれた。私は車椅子で、夫は荷物を台車にのせてひき、エレベーターに乗り、三階の八号室に案内された。この階の一ばん奥の部屋であった。その部屋は八人部屋で、私が入ると満員となったのにまず驚いた。これまで何度か入院したが、多くても四人か六人であり八人部屋というのは想像外だった。

各自のベッド、ロッカー、テレビ台、枕頭台、車椅子等を入れると一人当たりのスペースはゆとりがほとんどない。私が平成七年七月伊豆病院に入院したときは室料三千円の個室だった。が、友達ができず退屈したのでこんどは大部屋で、と思ってきた。

同室の人は、やがてそれぞれの訓練から戻ってきたが、四、五〇代の主婦で、みな回復期にあり、杖で歩いていた。病気はほとんどが股関節の骨折で、人工骨頭か人工関節をつけていた。みな東京の慶応大学病院で手術を受け、リハビリのためこのセンターに送られてきたという。明るくて感じのよい人たちだった。あとできいた話では、二人部屋でも一日一万五千円だそうで、これは私の支払能力をはるかに越える。庶民的な雰囲気の八人部屋で結構と私は心中うなずいた。その代わり「女八人寄れば……」でどなたも想像がつくだろう。とに角にぎやかで、大声でのやりとりが絶えない。持っていった小説もなかなか読めない。わずかに静けさを取り戻す時間は、みんなが見る日曜夜のテレビの大河ドラマの四五分であった。みなイヤホーンを耳に、テレビはよく見ていた。一枚千円で買えるテレビカードでは九時間見られる。五カ月の入院中に二万円分のカードを買ったという人がいた。訓練や食事、入浴以外はまさにテレビ漬けで楽しんだのだろう。おしゃべりをされるよりも黙ってテレビを見ていてもらった方が、静かで助かる。

入院した翌日から早速検査がはじまった。レントゲン写真、ＭＲＩ（磁気共鳴診断装置）、心電図、筋電図、血液検査等々、車椅子に乗せられて検査の部屋をまわった。筋電図を除いては以前に経験済みだから驚かなかったが、ＭＲＩの撮影では痛さに悲鳴をあげた。筒のような機械の中に背を下にしてまっすぐに寝なければならない。すると腰の骨あたりがとび出ているらしく、検査機に触れた部分がひどく痛む。思わず〝痛い！〟と叫んで、機械の床と背中の間にタオルを入れてもらった。それでも痛みはとれない。撮影の間に体位を動かすよう指示されてまた痛み出す。それは何とも言いようのない痛さで、撮影の間ずっと続いた。しかも現像したあとで、写真を見ながら技師は「最後のところ、動きましたね。写っていませんよ」と不機嫌であった。私はもう一度撮るのかと震え上がったが、それはなくて、無罪放免となった。

検査がすべて終わると、翌日、主治医のＳ先生から詳細な説明があった。ＭＲＩでみた骨の状況を指さしながら――

「骨粗鬆症が相当に進んでいますね。写真で見ると、脚の骨が透明で中味がないように見えるでしょう。骨粗鬆症で骨が弱くなっているのです。そのため、転んだ時第四腰椎と第一二胸椎が圧迫骨折をおこしたのです。」

先生は「折れた骨の一部がこのように外に転り出ています」と写真を指さした。

私はその前の年、平成七年の夏膠原病の全身性エリテマトーデスにかかって、伊豆病院に入院、その治療にステロイド剤を多量に飲んだことはすでに書いた。

「ステロイド剤で骨が非常に弱り、転んだのがきっかけで圧迫骨折を起こし、歩けなくなったのです」

T先生は静かな口調で診断の内容を語った。私ははじめて、歩行不能になった理由を納得した。同時に、はじめは一日三〇〇ミリグラムものステロイドを一カ月近く飲み続けたことを思い出した。あの頃はこんな副作用など思いも及ばなかったし、先生からの話もなかった。

「ステロイドの副作用のことなど、伺ったことないわ」

と私は夫に言った。

「伊豆病院を退院する時、先生は僕に、骨に異常はありませんとはっきり言われたよ。だから退院後もずっとステロイドを飲みつづけた事が原因なのだろうね。医者はそんな先のことまで言わないものだよ」

と夫は冷静にうけとめていた。

私は慶応に入院してからも一日一〇ミリグラムのステロイド剤を飲み続けていた。薬は月に一度伊豆病院の内科を受診して他の薬とともにもらっていた。T先生は、私の内科の主治医に連絡して、ステロイド剤の量を減らすよう頼んで下さった。その結果一日一〇ミリグラムは七・五ミリグラムに減った。

検査の結果についてT先生はさらに言われた。

「右足が痛み、シビレがくるのは、折れた骨が、すぐ近くにある神経の束《たば》を圧迫するためです。この神経は脚へ行っている。だから脚が痛むのです。痛むのはスネのところですね」

じっとしていても右脚のスネとももの裏側が痛み、シビレている。杖をついて歩きはじめると、五歩くらいで急激な痛みがきて、歩けなくなる。私は先生に必死の思いで訴えた。

「痛みをとるのはむつかしい。シビレは痛み以上にとれにくいものです。リハビリである程度歩けるようになります。痛みと上手につきあって下さい」

先生の、リハビリで歩けるようになる、という言葉に、私の気持ちは落着きを取り戻した。〝いざり〟ではなく自分の足で歩けるのだ。ある程度までとしても、こんなありがたいことはない。

しかし「痛みと上手につきあって下さい」という先生の言葉の意味は、そのとき、どう考えてもわからなかった。歩けば痛む。痛めばもう歩けない。その繰り返しが現実だった。ベッドに横になっていても、椅子にかけていても足は痛んだ。痛み止めの坐薬（一〇ミリグラム）を一日に三個まで使うことを許されていたので我慢できないときは看護婦さんに頼んだ。痛みで眠れないことを心配して、看護婦さんは九時の消燈前には必ず坐薬を持ってきてくれた。痛みとの戦いが日常のこととなっていた。

しかし、リハビリ訓練や歩行練習のなかで、痛みを我慢することも次第に覚えていった。このあとで受けるペインクリニックの治療は痛みをかなり軽くしてくれた。痛みを受けとめる心の持ち方も変化していった。「痛みと上手につきあう」という先生の指示の意味は、私のこうした痛みへの対応のなかで、次第にわかってきたのであった。

それにしてもステロイドという薬が私の歩行困難を招いた原因と知らされたことは、もっとも大きく私の心を打ちのめした。ステロイドによって私の骨は転んだくらいで折れるほど弱ったのだ。私は四二歳のときサルコイドージスという膠原病にかかった時のことを思い出した。あの時もステロイドを飲む治療だった。顔は丸いムーンフェイスとなった。でも三カ月の入院で家に帰ることができた。退院後は膝がガクガクする感じがあり、歩きまわるのは苦痛であった。骨がやられたと思った。会社の診療所で医師に「ステロイドを沢山飲んだせいだろう」と言われた。あの時は今回のような骨折という大事には至らなかった。なぜだろうか。考えているうちに私の心に「老い」という現実が迫ってきた。私が苦しんだ歩行困難、いまは歩けるようになったものの人並ではない歩き方、立居振舞いにともなうぎごちなさ等々は、ステロイドによる私の骨の老化が一方の原因となったのではないか。体の老いについては体力の減少や目の変化やいろいろなところで自覚してはいた。だが老化が骨にも及んで、身体障害を招いたという現実を痛切に考えずにはいられなかった。

2　はじめてのリハビリ

病院の朝は六時の検温でみな目をさます。看護婦さんが明りをつけ、カーテンをひいて一日がはじまる。三月半ばの朝は、外は寒い風が吹いているだろうが暖房のきいた室内は暖かい。看護婦さんは検温と脈を見、よく眠れたか、体調はどうかと一人一人の様子をききながら八つのベッドをまわる。やがて、患者は寝まきを運動服に着替えて、洗面や歯みがきに、洗面室への出入りがつづく。

七時半の朝食に、三階の患者は全部食堂で顔をあわせる。車椅子で食堂に来る人が一〇人くらいはいた。私もその一人だが、私は車椅子を後ろから押して歩行器代わりにして食堂に入る。このセンターの食事のよさは味噌汁など汁ものが必ず熱いのを用意してくれることだ。大きな鍋に入った汁がエレベーターで上げられてきて、炊事場で必ず温められる。食後は訓練のはじまる九時までの自由時間を、テレビのニュースを見たり、何となないおしゃべりに時を過ごす。私の同室の人は私ともう一人を除いてみな歩ける人たちなので、「きょうあのお寺まで歩いてみよう」「いつも畠に出ているおじいさんと話をしよう」と、外の世界への関心を語ることが多い。九時にはそれぞれのリハビリへと部屋をあとにする。

九時半ごろ、看護婦さんが車椅子で私を迎えにきてくれた。エレベーターで一階へ降り、短い廊下を歩いて広い体育館のような訓練室に入った。室にはすでに五〇人はいると思われる人々が、それぞれの訓練をはじめていて壮観だ。中央のマットに横になって手足の麻痺をのばしてもらっている人たち、バーにつかまって歩行練習に入った人、階段を上下する人、その他さまざまの訓練用具を使っている人たちからある活気が立ちのぼっていた。私が入ってくるのを見た若い理学療法士（ＰＴ）が、マットから立ち上がって近づいてきた。Ｄさんだ。目のかわいい人で、長い髪を二つにわけてきりりと結んでいる。私の、歩けない足をどんなリハビリで直してくれるのだろうか、と強い期待と好奇心をいだいて彼女を見た。

彼女は部屋の隅から砂袋をかかえてきて、私の運動療法を順序よく説明した。

①まず両足首に三キロの砂袋を結びつけ、椅子にすわったままで、左右の足を五〇回ずつ腰より高く上げる

②椅子からの立ち上がり三〇回

③椅子から立ち上がって何分静止しているかを時計を見ながらはかる。五分立っていられれば上等という

④金属の平行棒につかまって横歩きを往復三回

⑤訓練室に丸く描かれたトラックでの歩行練習。一周で三〇メートルだから何周でもできるだけという

⑥訓練室の南側のドアから外へ出て庭園をできるだけ歩く。これで終わる。

彼女は私のほかに二人の患者をかけ持ちであった。他の二人は半身不随の女性でマットの上でマッサージや手足のあげおろしなど手のかかる人たちだ。その訓練をしながら、彼女は、私の自主トレーニングをチラチラ眺めるというやり方だ。療法士不足か、患者が多すぎるのかどちらの理由かわからないが、彼女は私の運動訓練を案外よく見ているのが、訓練に通ううちにわかってきた。

暖房のきいた訓練室で、患者は半袖の上衣など軽い服装で訓練にとり組んでいる。みな口を固く結び、表情は真剣だ。物音といえば訓練士のかけ声や、注意をする言葉、器具を動かす音、歩行練習の床をする足音などが重なってきこえる。そうした音と患者のかもしだす真剣な雰囲気が、この広い訓練室を支配していた。

椅子にかけて練習をしながら見るともなく見ていると、脳溢血や脳梗塞のために半身麻

痺となり、歩く訓練をしている人が目立って多い。これは老人に限った病気とはいえないようで、三〇代くらいの女性が脚に装具をつけて杖をつき、体を訓練士に支えられながら楕円形に描かれた歩行練習のトラックをグルグルまわっている。昨日も今日も同じ歩きの練習である。もっと調子の出ない老人は、麻痺した足で立ち上がるまではできたが、歩く一歩が踏み出せず平行棒につかまって足踏みしている。あるいは麻痺した足に装具をつけ、歩けるはずのところが、左右の足を交互に運ぶことがなかなかうまくいかない。よい方の右足は前にさっと出るが、麻痺した左足は右足の踵あたりまでしか運べない。ご本人はもどかしくいらいらしているに違いない。

私に課せられた訓練はそれほどむつかしいとは感じなかった。三キロの砂袋を結びつけた足首はちょっと重い感じだが、その足をのばして腰の高さまで上げるのは、苦しくはない。左右交互にリズムをとりながら、回数を数えて上げおろしする。これがどんな効果をもたらすのか。多分、使わないでいた足の筋力を強めるのだろう。立ち上がり三〇回を終えると息がはずみ、小休止をとらないではいられない。全身の運動だからだ。これも足と腰の筋力を強め、背筋を強くする効果があるのだろう。立ち上がって静止をできるだけ長くやるのは最もむつかしい。訓練室の時計の針をにらみながら、はじめは一分間の静止がやっとだった。隣で男性の訓練士が一人の患者に「立ち上がり五分」と大きな声で号令をかけているのに私は驚きあわてた。五分も立っていられるなんて、私にはとてもできない。五分立てるまでに私は二カ月以上もかかった。

健常者は必要ならば三〇分、いや一時間も平気で立っていられる。私は退院後、買物に行き、品物を選んで料金を払い、受けとるまで立ち続けることが容易ではないのに気づいた。レジの前での行列はもっともつらい。本屋で新刊本を見るのも、せいぜい一冊をざっと見る程度だ。脚が痛んできて、結局表紙をざっと見て、何も買わずに本屋を出る。マンガを立ち読みできる若い人が羨ましかった。やがて、レジで待つときは、近くの柱や何かにつかまり体重をそちらにすこしかけていると楽なことも覚えた。静止して立てることは人間にとってこのように不可欠の動作であることを、身にしみて覚えていった。

訓練室のトラックでの歩行練習も、一周三〇メートルを歩くのがはじめはやっとであった。トラックは行列をつくってゆっくり歩く人々が続くことがしばしばある。やむをえず私はのろい行列の外側を自分のペースで歩いた。といっても最初は一周がやっとで、毎日歩き続けるうちに一回に歩ける距離はすこしずつ伸びていった。このセンターを退院するころには三周あまり、つまり約一〇〇メートルを休まずに歩けるようになった。

トラック周りを終えるまでの時間は四〇分から一時間、終わって私は訓練士にあいさつしてガラスのドアを押して庭に行く。三月は晴れた日が続き、午前の大気はあたたまってすがすがしい。パンジーや矢車草が花壇に色をそえ、常緑樹の緑と調和している。この広々とした戸外をずっと遠くまで歩いていきたいのだが、私にはそれができなかった。やっと三〇メートルしか歩けない私は、花壇を見ながらすこし行くと疲れと痛みでベンチに座りこむ。もうだめだ、いつになったら、子どもたちの遊ぶ木陰まで行けるのかと思いつつその日の訓練を終わる。

午後もう一度歩行訓練があった。「作業療法」と黒板に指示されていたが、女性作業療法士（OT）のGさんは「あなたは手工や手芸などをする必要はないから」と言って歩行訓練に切り換えてくれた。訓練室は満員ということもあって、私の病室の前の廊下が練習場になった。

毎日午後三時、私はGさんのいる同じ三階の作業療法室に入る。彼女は熱湯で温めたホットパックをとり出し、私の両脚にまず大判のタオルを巻き、その上にホットパックをぐるりと巻いてくれる。適度な温かさで、脚の痛みもシビレも軽くなり気持ちよい。十分ほどでホットパックをはずし、杖をついて歩行練習がはじまる。廊下の奥の私の病室の前に椅子を置き、作業療法室から椅子を目ざして歩く。その距離は四〇メートルくらい。歩きはじめは、脚があたたまって痛みも軽いので歩き易い。しかし二〇メートルも行かないうちに脚は痛みだし、やっとの思いで、椅子にたどりつく。Gさんは、私が途中でダウンするのを心配したようで、はじめのうちは、車椅子を押してあとからついてきてくれた。回を重ねていくうちに、私は椅子をまわって自分の部屋に入り、「ただ今練習中よ」と同室の友達に声をかけ、歩いてきた廊下をもどって、出発点まで帰ることができるようになった。往復八〇メートルを続けて歩いたのだ。その時、Gさんは笑顔と拍手で迎えてくれた。この午後の練習は、午前中の自主トレと違い、同室の友達のユーモラスな声援があったりして、楽しかった。

二本の足で歩くことが、こんなに難しく、人間にとって貴重であることを私は身にしみて知った。人はごく自然の動作として歩く。目的に応じて自然に動きまわり、どこへでも足を運ぶ。動く意志に応じて足は素直に、ただちに動く。赤ちゃんは這い這いから立ち上がることをおぼえ、やがて歩き出す。それは人間として当たり前のことだ。歩くことを意識せずに自然に歩いている。そんな風に、普通に、人並みに、歩きたいと私は切に願った。だが慶応リハビリセンターでの三カ月の訓練の成果は、続けて歩ける距離は一〇〇メートルだけであった。その障害の一つはたえずおそってくる痛みであった。しかしリハビリは、とにかく床にくずおれて〝いざる〟しかできなかった私の足を立たせ、短い距離でも歩く力を回復してくれた。

「人間が二本の足で立ち、二本の足で歩くのは人間生活の原点です」——と整形外科医で足の専門家の石塚忠雄氏は、次のように書いている。

「ゴリラやチンパンジー等人間にもっとも近いといわれる類人猿は二本足で歩くことができます。しかし二本足で、元気に百メートルを歩いたり、自由に方向転換したり、楽に障害物を飛び越えることはできません。人間は一〇〇メートルどころか何キロでも歩けます。混雑した町の交差点で他人にぶつからないよう歩くことができます。

同じ歩くといっても、人間とサルとでは違うのです。人間以外にこれほどの高度な歩行技術をもった生き物は他にはいないのです。二本の足で立ち歩くという事は人間が人間であることの証明と言えます。人間が二本の足で歩く——ここから文明がはじまりました」

（石塚忠雄著『足は偉大だ』家の光協会刊）

石塚氏はさらに「人間の二本の足と文明のはじまり」について次のように述べている。

「もし人間が四本足のままだったら、人間社会に文明は存在しなかったはずだといっても、過言ではありません。その理由のひとつは、四本足のままならば脳が今ほど発達しなかったろう、という推測があげられます。

二本足で立つようになった人間は、しゃがんで、地面に顔をくっつけてものを食べるという必要がなくなりました。手を使ってものを口に運べるようになったからです。頭を下げて、上げるという動作をしなくてもよくなった人間の脳は発達しました。この脳の発達によって、今私たちが周知している人間の文化文明というものを創造することができたのです」（同書同社刊）

人間が二本の足で立って歩けるようになったのは四〇〇万年前とも三五〇万年前ともいわれている。それから気の遠くなるような歳月を経て、人間は自由な歩き方をものにした。

私はふと、テレビで見たパラリンピックの選手たちの活発な動きを思いだした。とくに印象に残ったのは車椅子の選手たちのバレーボールの試合だ。鍛えぬかれた腕が、自由に車椅子をあやつり、目標を目ざして走り、ボールを受けとって、網へと投げ入れる。片足が膝までしかない人が多く目についた。彼等はそういうハンディなどまるでないように動き、試合に熱中していた。筋肉のついた腕や上体がすっくと立ち、自由に動く姿勢が見事だった。若さと猛訓練があれだけの体をつくり上げた。障害者のスポーツという印象は消えた。この選手たちの訓練と比べれば、私のしているリハビリ訓練などはほんの初歩ではないか。あの選手たちも障害を負った当初は、精神的にもどんなにか落ちこんだことだろう。それを若さと強い意志、仲間同士の励ましあいで、あそこまで体を鍛えあげた。車椅子を自分の足のように自由にあやつって走りまわっている。

あの人たちの若さは私にはない。それでもリハビリの努力次第でもっとよくなるのでは、と希望がわいてきた。問題は痛みである。痛みが軽くなるか、消えてくれれば練習はもっとやりやすく、歩く力もでてくるのではないか。といっても足の筋肉を強くなるよう鍛えなければ歩く力もついては来ないに違いない。このようなことを繰り返し思いながら三カ月あまりを慶応大学リハビリセンターで過ごした。平成八年一一月下旬に退院した時に続けて歩ける距離は一〇〇メートル。床をはって歩く状態からここまで回復したのはありがたかった。しかし、これが終わりではない。私は退院後も、歩行練習をつづけ、もっとよく歩けるようにならねばダメだ。先生は退院のあいさつに行ったら再び「痛みと上手につきあって下さい」と言われた。私はこれからやるべきことは沢山あると、宿題をかかえた思いでセンターに別れを告げた。

3　三カ所のペインクリニック

その1　個人診療所で

杖をついて一〇〇メートル自力で歩けるようになって、帰宅後の自分の身のまわりのことは自分でできた。料理も椅子を使ってなんとかできるようになった。買物にも夫の車で出かけた。こうして日常を取り戻した中で平成九年を迎えた。温暖な伊豆のお正月のなかで気になるのは歩行練習であった。私は家の前の二〇〇メートルばかりの道で、杖をついて往復する歩行練習もはじめた。

しかし伊豆は坂の国である。私の住む団地も起伏の多い山林を切り開いて造成したもので、至るところ坂を上り下りしなければならなかった。私の歩行訓練の道もすこし行くと急坂につながり、私の脚力では登れない。やむをえず一〇〇メートルばかりの平らな道とそれにつづく子供の広場の一〇〇メートルを合わせて二〇〇メートルほどの歩行訓練の場所とした。歩くと相変わらず痛みがでてくるので、途中で休みながらの歩行練習であった。冬のことで、強風の日は練習中止、痛みが強くて歩けそうもない日はとりやめ、といったありさまであった。

そんなある日、近くに住む元看護婦のFさんがこんな話をもってきた――

「ある病院の麻酔科の医長だった人が、病院を退職して、ペインクリニックを近くに開業した。あなたの足の痛みも直るかもしれないから行ってみてはどうですか」

ペインクリニックについては、私は五、六年前にNHKのテレビで紹介されたのを見たことがあったので、Fさんの話はピンときた。腰痛、膝の痛み、五十肩、顔面神経痛、三叉神経痛、椎間板ヘルニア、ガン末期の痛み等々、人々が苦しむさまざまな痛みに対して、痛みを感ずる神経系路を薬液の注射によって、遮断してしまう療法と私は理解していた。

しかし私の知識はテレビで見ただけのものに過ぎないので、専門家の著書からペインクリニックの説明を紹介しておく。以下は塩谷正弘著『断痛療法―心とからだにやさしいペインクリニック』（サンマーク出版）から引用させていただいたものである。

ペインクリニックの治療手段は以下の四つの方法からなっています。

①痛みの原因を除去するのではなく、痛みを伝える神経系路を遮断することで、痛みを気にしないですむようにする。また、それによって痛みで乱されたからだの内部環境を整え、免疫能力や痛みに耐える力を高めさせたりする。

②痛みを伝える神経系路を遮断することで、痛みの悪循環を断ち切る。

③痛みの原因そのものを、手術や抗生物質の投与など何らかの手段を用いて除去する。

④マインド・ケア、つまり精神的な治療を行う。

これら四つの方法のいずれかを選び、あるいは組み合わせ、痛みを治療します。

③の痛みの原因を除去することは、既存の医学部門でも実施していることです。これは特に、急性の痛みを治療するために大切な治療法です。

①と②は、神経ブロックというペインクリニックならではの痛みの伝達遮断法による治療を意味します。「神経ブロックとは、注射針を用いて、局所麻酔薬などを、ねらった神経部分に直接に注入し、それによって痛みを伝達する神経系路を遮断する方法」です。

元看護婦のFさんの話をきいて、私は行く気になった。家から車で十分ほどの、田んぼを造成した土地に新築の診療所があり、「ペインクリニック」の看板が目立った。医師は

愛想がよく、私の体を診察してからレントゲン写真をとった。写真を見ながら、

「この部分に注射を続ければ直ります」

と自信ありげに言った。

白いシーツでおおわれた診療台に横になり、医師は腰の下部を消毒し、まず局所麻酔剤を注射。すこし痛い。次に薬液を再び注射器で入れる。痛みはない。医師はこの注射を硬膜外ブロックと呼んでいた。終わって一時間ベッドに寝て安静にする。起き上がると右脚のいつもの痛みは軽くなっていた。だが帰りの車に乗ったら痛みはシクシクと復活してきた。

「週一度治療すれば次第によくなります」

という医師の言葉を信じて、私は毎週夫の車で通った。注射をして安静から起き上がった直後、玄関まで歩く間くらいは痛みは軽くなるが、家へ着くまでにはいつも痛みは復活する。そんな繰り返しを辛抱して通っていたが一〇回目くらいのある日、事故がおこった。

注射が終わってすぐ右脚全体にひどい痛みが来た。私は仰向けにベッドに寝て両足を宙にあげ、痛みにうなりながら足をゆすった。痛くて声をあげずにはいられない。医師は私の様子を見て言った。

「血液の塊《かたまり》がもれたようだ。手術が必要かもしれない」

そして、もと勤めていた病院に手術と入院の依頼の電話をかけている。私は天井に向かって足をあげ、痛みに耐えながら、一体どうなることかと不安でいっぱいだった。

先生はもう一度治療が必要と考えたらしく患部を局所麻酔し、薬液を注入した。すると間もなく両足はベッドの上に落ち着き、うなるような痛みは消えた。シクシクというものの痛みは残った。しばらく休んで、私はベッドの上に起き上がり、杖で歩こうとしたが、それは無理だった。迎えにきた夫とFさんに支えられて、なんとか車に乗った。家に帰ってても玄関までのゆるやかなスロープにつけた階段を一人ではのぼれず、支えてもらってやっと家に入った。

この医師の治療をふり返ってみると、注射の後に痛みが軽くなった事は何回かあったが、帰宅すると必ずといってよいほど痛みが戻ってきた。それに事故の一件は大きなショックだった。考えた末に私はこの診療所に通うのをやめることにした。

また、この診療所で支払った料金にも疑問が残った。医師は「患者さんごとに新しい注射針を使うので針代として千五百円いただきます。これは保険外の費用です」

こう言って医師はすべての患者から一回ごとに針代と称して千五百円をとっていた。私も支払ったものの、どうもおかしいと納得できなかったので、次にお世話になった伊豆病院のペイン科の医師にきいてみた。答は次のようなものであった。

「ペインクリニックでは、患者ごとに新しい針を使うのは当たり前のことで、針代なんかとりませんよ」

その2　伊豆病院で〝リハビリも兼ねて

家の前の道路での往復二〇〇メートルの歩行練習は、途中で足が痛みだして休んだり、真冬の寒さで中止したりで、効率的なものではなかった。「伊豆病院で、通院のリハビリをお願いしてみよう」ということになり、部長のK先生にお目にかかった。即座に承知して下さり、理学療法士のJさん（女性）を紹介して下さった。

Jさんの私に指示した運動療法のメニューは、慶応のセンターで習ったこととほとんど同じだった。三キロの砂袋を足首に結びつけて五〇回の両足上げ、椅子からの立ち上がり、立ち上がって一分間の静止三回、それから六〇メートルの一直線でのトラックの歩行練習等である。Jさんも、手のかかる患者の訓練をしながら、マットの上から私の練習を見守っていた。

その頃私は、週一度、前に書いたペインクリニックに通い、これに毎月曜のリハビリ通院が加わった。どちらも車で一〇分と一五分の距離ではあったが、その他の用事での外出もある夫にとって、毎回の送り迎えは重荷となってきたことがわかった。

そこで、病院、診療所への送り迎えは友人のFさんに頼むことにした。彼女は看護婦の経験を生かして、家族が介護に疲れた老人を自宅にあずかったり、在宅で寝たきりの老人を訪ねて身のまわりの世話をしたり、私の場合のように病院への送り迎えなど、頼まれることは何でも引き受けてくれた。彼女の「もえぎ東海」というグループには現役や退職した看護婦さん約八〇人が登録されていた。看護婦の勤務は三交代が一般的なので、どの時間でも誰かが依頼された仕事を引き受けることができた。

Fさんは平成一二年四月からはじまる介護保険の事業者、つまりサービスを提供する側の事業体となることを計画していた。そのための実績を着々とつみ上げていたのである。大仁町の私の家の近くに住んでいたFさんに病院への送り迎えを頼めたのはまことにありがたいことであった。料金は一時間千三百円で、私としてはタクシー料金よりはるかにお安いものであった。

夫は、後ろの座席を倒すとベッドのように使える中型のワゴン車を持っていた。「僕はもう使わないから」とFさんの「もえぎ東海」に寄付した。その後の便りによると、体の不自由なおとしよりを運ぶのなどに役立っているらしい。

こうして平成九年のはじめから二月半ばまで通院によるリハビリ訓練を受けた。これはそれなりに効果はあったと思うが、夫はある日言った。

「いっそ入院してリハビリの仕上げをしてもらったらどうか」

このお願いを、リハビリ科のK部長さんに二人で話したところ、次のようなお答えであった。

「リハビリ科のベッドは、いま長期入院の患者で満員なのです。そのため二、三カ月の短期の患者を受け入れることができません。これでは病院の機能上も困るので、長期の患者には出てもらい、短期の人と交代する措置を進めているところです。三月に入れば、どうにかできると思うので、それまで待って下さい」

やがて三月に入り、入院許可の電話が来た。伊豆病院は伊豆の函南町にあり、その二年前に、私は膠原病の治療で入院したことのある病院である。古巣へもどるようななつかしさがあった。

二年前は内科病棟で、とくに目立ったつくりではなかった。が、一階のリハビリ病棟は車椅子を使うことなど配慮したのだろうが、広々とした設計であった。四人部屋で一人分ずつベッド、ロッカー、タンス、枕頭台があり、カーテンで仕切ると各人の個室になるくらいゆったりとしていた。小さな椅子や車椅子を入れても余裕のあるつくりであった。

医療の質は別として、慶応病院リハビリセンターのように一部屋に八人の患者をぎっしり詰めこんで経営する民間病院と、ＮＴＴという大企業を背後にもつ伊豆病院との設備の格差を思わないではいられなかった。リハビリ医療そのものについては、二つの病院の違いというようなものはなかった。療法士の指導はどちらも熱心で、私の足の筋力をつけ、歩行能力の向上に力をかしてくれた。

さて、私の四人部屋の三人は脳出血、クモ膜下出血等で、常時車椅子を使い、言葉も殆ど出ない重症の人たちであった。私は四人部屋でのなごやかな会話を期待したが、それは全く不可能であった。七〇代が一人、五〇代が二人だったが、こんなに若くてクモ膜下出血や脳出血におそわれるのに驚くほかなかった。

ペインクリニックでは、さきに書いたように苦い経験をしたが、伊豆病院のペインクリニックは伝統もあり、外部から通院する患者もあるときいていたので、この病院のペインクリニックは受診する気持ちになっていた。リハビリの運動療法で足を鍛え、痛みはペイン科で対応してもらうという治療を期待していた。

入院して間もなく婦長さんにペインの受診の希望を話しておいたので、翌日の午後早速ペインクリニックから呼出しの電話があった。三階のペイン科までの長い廊下を車椅子を押して歩き、エレベーターで三階に行き、再び私には長く思われる廊下を歩いてペイン科のドアをたたいた。

治療室とは別の医師の部屋へ来るようにと言われ、レントゲン写真をとり、これまでの症状と受けた治療を話した。Y先生は根気よく私の話をきかれ、痛みについてくわしく質問した。先生は写真を見ながら言った。

「この部分とこっちに注射を続ければよくなるだろう」

先生が写真を指さした部分がどこなのかさっぱりわからなかったが、よくなるという言葉にほっとした。「明日からカテーテルをやるからな」という言葉で診察は終わり、その日はペインの治療はなかった。

翌朝九時過ぎに運動療法室に入り、メニュー通りの運動を約一時間ですませた。午後四時ごろ、病棟の看護婦が来て、「ペイン科からお呼びですよ」と伝えてきた。

三階へ行くと、看護婦のOさんが二階の放射線室へ連れていった。〝カテーテル〟とはどんな治療なのだろう。ベッドは高く、一方の側に放射線の画面がうつる器具がとりつけられていた。先生のほかに五、六人の看護婦がザワザワと話をしている。

「はじめるよ」、という先生の声で電気が消され、私の腰部が放射線鏡に写った。造影剤を入れたのだろう。まず麻酔を注射。次に腰骨に近いところへ細いビニールのチューブのようなものをつけた針をさしたが、うまくいかないらしい。先生は「やり直しだ」と言って再び針をさした。「うまくいった」とつぶやく先生の声。私は痛みはないが、夢中で、この手術めいたものが早く終わることを願っていた。チューブは私の腰の、痛む神経のそばに入ったらしい。外に出ているチューブから先生は薬液を入れた。一瞬ヒヤッとした冷たい感じがきて痛みが消える。チューブは腰から背中にかけてしっかり止められ、先端は長い。こうして終わるまで四〇分かかった。

私は運搬用のベッドに乗せられ治療室に戻った。そのままベッドで点滴を一時間半。午後六時になった。先生は再び液を入れ、「もう帰ってよい」と言われた。チューブは背中を通って首にかけられ、胸の下まできている。その先は布製の袋にしっかりおさまった。すべてが終わって午後六時をまわっていた。トイレに行ったが痛みはない。杖で歩けそうな感じがしたが、こわいので車椅子を押して部屋にもどる。先生はこの処置を「カテーテル」と呼んでいた。入院二日目から、ペイン科は私の痛みに対して、思い切った荒療治をしたと思った。でも痛みは確かに軽くなった。私はほっとした気分でその夜はよく寝た。

それから毎日、先生はいろいろの時間に私の部屋へ来てチューブの先端の入った袋をはずし液を入れた。液を入れた瞬間、冷たい感じが腰に走り足の痛みは軽くなる。先生は麻酔医として、手術のある日は忙しく、また外来でのペインの患者の治療も毎日ある。しかし私のための薬液の注入は忘れたことがなく、遅い日は午後六時を過ぎたこともあった。

チューブをつけていると入浴も、シャワーを使うこともできない。春先の温かさで、運動療法では汗をかく。体を洗いたくなった。看護婦さんが三人がかりで、チューブを抜かないよう気をつけながら、暖かいタオルで体を拭いてくれた。背中からブツブツとゴミのようなアカがタオルについた。少々恥ずかしくなったが、看護婦さんはこういう仕事には馴れているらしく、笑いながらつきあってくれた。

チューブを入れてから七日目の朝、一〇時半ごろ先生が部屋に来て言った。

「きょうチューブを抜くからね」

ベッドに横になっていた腰から細い管はすーっと抜け、痛くも何ともない。あとを先生は丁寧に消毒した。

その日以後は毎日、日曜を除いて、例の硬膜外への注射による治療がつづいた。私は毎日ペインクリニックの治療の結果を日記につけた。いま読み返してみると、日によって結果が違う。なまみの、複雑な人間の体に、医師は見当をつけて針を入れるのだから異なる結果が出るのも無理はない、と今にして思う。だが治療をうけている最中《さいちゅう》は毎日の結果に一喜一憂しているのは患者の心理というものだろう。たとえば「きょうのペインで右脚の痛みは楽になったが、シビレ残る」「足の痛みとれず、坐薬を使う」「注射後一時間半横になっていたが右脚スネに痛み残る。強いシビレが両足にきたので歩けず、車椅子で帰室。夜になって痛み軽くなる」「ペイン成功。右脚のスネ、モモの痛みが軽くなった」「先生が針をさすと、おしりへビンとひびき痛い。やがて腰がボーッと暖かくなり、一時間半寝たあと楽になる」といった調子である。ペインの治療では薬が患部へまわるまで私の場合は一時間から一時間半安静にするのが普通であるが、病気や症状により三〇分程度の安静の人もいる。

外来で通ってくる人と話した。八〇歳の女性は「ここへ週一度来ることで、腰痛をなんとかもちこたえています」といい、五〇代の女性は「膝の痛みで家の中を歩くのがやっと。週一度主人の車で熱海からきていますが直るかどうか……」と不安そうであった。立派な体格の老紳士が「腰痛に苦労しているものですから」と静かな言葉で語るのを聞いて、痛みに悩む人の多いことをあらためて考えさせられた。

三階のペイン科は東西に長い部屋で、南側の大部分が窓になっており、病院の入口の門につづく前庭を展望できる。三月半ばを過ぎてコブシの大木が枝いっぱいに花をつけて春の到来を告げていた。庭にはつつじやさつきの植え込みがあり、常緑の松の木も巧みに配置されていた。この部屋に毎日通うのは、日毎に深まる春の景色を見渡すことになった。そして圧巻は、南の塀にそって植えられた桜並木の開花であった。四月はじめ一本が開花し、花は、下枝から梢へと咲きついでいく。桜はどの木も相当の年を経て太くがっしりとした幹が頼もしく、花の上に花を置くようにはなやかに咲き継いでいった。この病院のある函南町の人々は、ここを桜の名所と呼んでお花見に来るという。桜は前庭の並木のほかに、広い病院の敷地内のあちこちに咲きそろっていた。

病院の敷地は五万坪、戦争中は陸軍の病院があったのを、戦後ＮＴＴが結核病棟を建てた。結核が国民病といわれた時代のことである。ＮＴＴ職員の罹病者のための病院であったが、建設にあたり、結核病院となることに町の人々が反対し、町の住民はどんな病気であれ、優先的に医療を受け、入院もできるという協定がＮＴＴと町当局の間に結ばれたという。結核の時代は去り、この病院は、先端医療をとり入れ、設備の整った総合病院となった。

病院のこんな歴史を話してくれたのは脳溢血で左半身が麻痺しているＢさんであった。リハビリも十分にやり、左足をちょっとずらして歩くことができる。入院しているのはリハビリのためでなく、糖尿病であった。Ｂさんは、病院の敷地の内側につくられた一キロの遊歩道を好んで散歩していた。敷石の両側には木や草花が茂り、回復期の患者が歩くのに、ほどよくつくられた遊歩道であった。私もこの一キロを歩いてみようと挑戦したが、長距離を歩くほど足の力はまだ強くなっていなかった。途中のベンチで休み、あきらめてそこから病棟へ戻ってしまった。

運動療法室へはもちろん毎日通った。両足上げや立ち上がりなどはすっかりなれて、これが私の脚力や体力をつけていくのをすこしずつ自覚していった。それは私の歩行距離が毎日次第に伸びていくことでわかった。

療法室の歩行練習のコースは、一直線で六〇メートル。中間の三〇メートルに印《しるし》がある。立ち上がりや、立ち上がって静止など、運動練習のメニューを一五分から二〇分ですませると歩行練習コースの一方の端から杖をついて歩きはじめる。コースを往復すれば一二〇メートル歩いたことになる。最初のころは、この往復程度歩くと痛みがきて、椅子に休んだ。ほかの人たちの練習風景を見ながら一〇分ほど休んで、また往復コースを歩く。多分ペインクリニックの注射の効果と思うが、痛みがやわらいで、歩ける距離は次第に伸びていった。二四〇メートルの歩行を二回、三〇〇メートルを二回、などと毎日の日記に書きつけた。

ペインクリニックの治療の時間は、予約で通院してくる患者さんの都合や、先生の手術の仕事などのため、電話で私の治療の呼びだしのくる時間が毎日違う。朝一〇時半だったり、昼食時の一二時、午後二時といろいろである。Y先生は「ペインの注射をしたあとは、運動であまり動かない方がよい」と入院後一〇日ほどたってから注意された。私の場合、内科や眼科の受診が時々あり、イボができて皮膚科のお世話にもなった。そういう日は午前中ふさがって運動療法はできず、ペインの注射のあとで歩行練習をすることになる。注射が痛かったあとでの歩行練習は思うように歩けず、一往復、つまり二四〇メートルをやっと歩いて中止してしまうこともあった。そして部屋に帰り痛み止めの坐薬を使って休む。

Y先生の話によると、ペインの注射後に安静にするか、又は運動をしてもよいか、について専門家の説は分かれているという。Y先生は、安静派であった。私の経験では、早朝の気分のよい九時から思いきり運動をして、それから注射の方がよいという感じであった。朝は足の痛みが軽くて動きやすいということもあった。

六〇メートルコースを二往復半歩く三〇〇メートルは、入院して二週間ほどで達成できた。こんどは三往復半ほどの四〇〇メートルへの挑戦だった。足の痛みが軽いときはこの距離をたやすく歩けた。毎日四〇〇メートルを二、三回ずつ歩くと汗がにじみ出てくる。腰にさげたタオルで汗を拭きながら、夢中で歩行コースをにらみながらせかせかと歩いた。

左の片麻痺で装具をつけてゆっくり歩いているおとしよりが話しかけてきた。

「そんなによく歩けるんじゃ、もう練習は十分じゃないですか」

「歩くと痛むんです。だから我慢しながら歩く練習ですよ。それで、どうしても急いで歩くことになるんです」

「そうですか。痛むんじゃ困るわね」

まったく、痛みさえとれればどんなによいか、とたえず思い続けた。だが四〇〇メートルを我慢しながらでも歩けるようになったのは、やはりペインクリニックの効果だろう。痛みとつきあいながら、とも角歩き続けることができるようになった。

ある日私の隣のベッドで、寝たきりで痛い痛いと言いながら泣いていたHさんが運動療法室に、車椅子で顔を出した。彼女は左右のどちら側が麻痺しているのかわからなかった。平行棒の前に連れられて行き、まず立つ練習からはじめる気配だったが、麻痺した足を支える装具もつけてないので、立つことは無理だった。部屋に寝たきりで泣いている状態を脱したことに私はホッとした。

もう一人七〇代半ばと思われるNさんは、室内を車椅子で動き、部屋の外や運動療法室には顔を出さなかった。ボケがきているらしかった。彼女は千代紙をきれいにはった小箱二つと、銀紙でやや重くつくったコイン七つを私にみせた。それが何を意味するのか私にはさっぱりわからなかった。看護婦が来て「おトイレに行ったら、この銀貨を一つ箱に入れるのよ。できるでしょ」とかんで含めるように説明しているのをきいて、それもたやすくできない彼女のボケが気の毒だった。

私のベッドの向かい側のCさんは、クモ膜下出血で、言葉はハイ、イイエ、ダイジョウブしか言えない。ベッドに寝かされているが車椅子に乗せてもらい外へ出るのが好きだ。看護婦は朝の用事が一通りすむと、彼女を車椅子に乗せて連れ出す。散歩でもさせるのか、と思っていたらそうではなかった。看護婦室へ連れて行き、彼女をあやしながら、看護婦たちは帳簿をつけたり、仕事をしている。Cさんは右足の筋力が異常に強くて、右足を使って車椅子を動かし、病院内をさまよう。車椅子には迷子札がついていた。そういうCさんを安全に守っていくには看護婦の目のとどくところに置くよりほかないのだろう。Cさんの友達が見舞にきて、私に話した。

「活発な人で、女学校の同窓会の日や場所をきめることから、会の通知をつくってみんなに出したり、全部やってくれました。こんな病気になるとは思いもしませんでした」

Cさんに正常の意識があるかどうかわからなかったが、外へ出たがったり、食堂のテレビを見る人々の後に、車椅子にかけて画面を見ていることもあった。タンスの上は紙オムツの山であった。二人の息子さんが交代で毎日来ていて、ある日一泊で家に帰った。病院に連れ戻ってきた弟さんは「ダメです。何も変わりません」と外泊の効果はなかったことを看護婦に伝えていた。五二歳のCさんは、このまま老いてどうなっていくのだろうか。

病室の友のことが気になったが、私自身の回復は自分でもわかるほど進んだ。運動療法室での歩行距離は四〇〇メートルは十分に歩けるようになった。痛みは次第に気にならなくなった。耐えられない痛みの日もあって、その時は坐薬を使った。このペイン科で出してくださる坐薬は五ミリグラムの小さいものだった。それまではずっと一〇ミリグラムの坐薬になれていたが、五ミリグラムでも痛みは軽くなった。毎日つづけたペインの注射は、全体としてみれば、痛みを次第に軽くしてくれたのだろう。続けて四〇〇メートルの歩行が楽にできるようになったのは、やはりペインの効果があがったものと私には思われた。

リハビリ病棟から病院の玄関に出て、別の道を通って病棟に帰るまでの距離は三〇〇メートルと言われ、足を病む人たちは、訓練以外の時間に、この区間の自由歩行をしていた。私もその仲間に入って歩いたが、いつも途中休みもとらず行程を歩き通した。歩き易い訓練室の床ではなく、普通の人が歩くところを歩けるようになることは必要であった。リハビリの総仕上げ、と思って杖をついて廊下歩きをした。

私のような患者にとって、運動療法の一時間あまりと安静時間をふくむペインの注射の二時間ほど、それに食事や入浴、洗濯などの時間を除けば、残りはすべて自由時間であった。そのゆとりの時間を読書と自然観察で過ごした。夫が大仁町の図書館から司馬遼太郎の『街道を行く』の外国篇を数冊借り出してくれた。アイルランド紀行、オランダ紀行、スペイン紀行、モンゴル紀行、ニューヨーク散歩などをつぎつぎに楽しんで読んだ。アイルランドではケルトの人々に、スペインではカタロニアの地域と人というように、私などの知らないその国の独特の人間と土地を語っているのが面白かった。

私の入院した三月中旬から四月下旬は、自然が芽ぶき育っていく美しい季節であった。桜に続いて花水木が白や紅の花をつけ、藤が長い房を咲かせ、どうだんつつじの白い花が見事である。病院の遊歩道の一画には巨木といってもいいほどの樫の並木が続いていた。その梢は浅い茶色がかった葉が次第に新鮮な緑へと色を変えていく。ところどころに置かれたベンチに腰かけて、日に日に伸び、深い緑に成長する樹々を見守った。こんなに豊かな自然の移り行く姿をじっくりと見続けたのは、私の人生ではじめてのような気がした。脚は時々チクチクと痛んで私を現実へひきもどした。身体障害者としてのこれからの自分への不安もあった。だが、私はそうしたこの世の悩みをさしおいて、自然の営みの深さに魅了されるひとときを大切に過ごした。

〈間奏曲　引越し〉

丘の上のわが家は、周囲も坂道が多くて歩行困難の私にはまことに暮しにくいと夫と二人で考えはじめた。最初の三カ月のリハビリ訓練を終えて退院したものの、さまざまな用事で外出する時は、結局夫の車に頼ることになる。あるいは「もえぎ東海」のFさんに通院の送り迎えを頼んだりした。

平らな土地で私にとって歩きやすい町へ引越すことを夫と二人で話しはじめた。それによって私の歩行能力も進むだろうという予測も頭の中にあった。こんなことを相談しはじめたのは、慶応病院リハビリセンターを退院して間のない平成八年一二月はじめであった。

私たちは所沢市の借地を思いだした。二四年もたった木賃アパートがそこに建っており、きれいなアパートが周囲に沢山できて、そのアパートは八室のうち五室程度しか入居者がいなかった。

「あのアパートをこわして家を建てよう」

という結論は早かった。入居している人々に事情を話して出てもらうという厄介な仕事は、夫が不動産屋と相談してやり、地主の了解も得た。夫は大仁から何回も上京して、面倒な仕事に当たり、八年の一二月末までに入居者に出てもらい、一月早々に建物をこわす段取りにこぎつけた。私は出かけていって何か言うより夫に任せる方がよい、と大仁の家で留守番をするだけであった。夫は精神的にも体力の上でもかなり疲れた様子がみえた。

その場所は所沢の市街地の裏にある住宅街で、買物、駅、郵便局、銀行などすべて一〇分以内に用を足せる便利なところであった。その代わりどの家も庭は狭く、緑に恵まれたとはいえない土地であった。飛行場跡地につくられた航空公園は緑の世界だが私の足で約三〇分、引越してからは公園散歩が日課となった。

建築はS社に頼み、六〇坪の土地に二階建3LDKのささやかな家の設計ができ上がった。床面は全部平らなバリアフリーで、私が車椅子を使うことも考えて、入口などは広いドアをつけた。家は平成九年五月一〇日にはでき上がった。

私はその頃伊豆病院のリハビリ訓練を終えて、引越しの荷物作りに専念した。足の痛みは我慢できるし、体もよく動いた。必要が体を動かした、という感じであった。大仁町のシルバー人材センターから六二歳の元気なおばさんが来て、食器や台所用品の梱包を手伝ってくれた。シルバーから来た男性二人は本や大きなものの扱いをしてくれた。

本の処分にはいちばん気を使った。不要な本、ベストセラーなど二度と読む気のしない本をぬきだしてみると大きな段ボール箱に三箱も出た。三島市の古書店に電話をかけて引きとってくれないか、と話したところ、そういう本は扱わない、というすげない返事。やむをえず、小説など軽く読めるものはFさんにもっていってもらい、残りは地区の子ども会に寄付した。子ども会では新聞紙や雑誌を集めて、会の費用をつくっているので、世話役をしている男性が車でひきとりに来てくれた。

三年間住んだ家をあとにしたのは平成九年五月一九日、よく晴れたさわやかな日であった。運送のトラックは前日に荷物を積んで、会社の倉庫に納まっていた。朝八時ころ出発するというので、荷おろしに間にあうよう私たちは夫の車で、近所の人々に見送られて朝七時過ぎ大仁町の家を出た。長く住んだところではないし、便利で、自分で用が足せる町に住むことへの期待もあって、別れの淋しさはなかった。所沢は私の生まれ育った土地であり、父母は二〇年以上前に亡くなったが、姉一家が住んでいるのも心強かった。私にとっては結婚して所沢を出てから四〇年ぶりの帰郷であった。

引越した五月一九日から三日間、日記は空白となっている。運んだ荷物の片付けや掃除に追われ、夜は疲れて日記を書くゆとりもなかったに違いない。足はすこし痛んだが、痛くて動けない状態ではないから、台所や食器棚の整理などすぐ使うものの始末からはじめて、納戸におさめたタンスから夏の衣類をとり出して冬物をしまうなど、私の仕事は限りなくあった。町のシルバー人材センターのおとしよりに本を段ボールから出して指定の本箱に並べてもらったが、本の順序などは書いてないから、結局あとで私が一日がかりで気のすむように並べかえた。これまで住んでいた家より八坪ほど狭い家になったので、服を入れるロッカーが不足し、これまでのようにロッカールームに夏服も冬服もかけっぱなしはできなくなった。病院へ行く以外は、とくに外出することもないので、服やコートを新調する必要もなく、あるもので十分間にあうことが、整理をしながらわかってきた。

仕事に追われていちばんこたえたのは足の痛みよりも体全体の疲れだった。必要に迫られて足も腰もよく動いた。夕方になるとどっと疲れがでてくる。それを我慢して夕食をつくる。食べ終わって夫に片付けてもらうと、新聞もテレビも沢山、となって横になる。

足の障害のために、持ち金を全部はたいて家を建て、引越すなどは、贅沢と見えるかもしれない。しかしこれは、いま振り返ってみると正解だったと思う。平らな土地に住んで、私は次第にどこへでも自由に歩いて行けるようになっていった。駅の階段を上下して、電車の乗り換えもできるようになった。毎朝航空公園まで歩くのを日課とし、はじめの頃は朝歩くと、午後は長くは歩けない状態だったのが、次第に午後でも用事ができれば歩けるようになった。こうした効果のあがった原因の一つは次に述べる関東病院のペインクリニックへの通院治療であったと思っている。

その3　関東病院で

引越しの片付けも済んでほっとした頃、右脚のスネがチクチクと痛み出した。伊豆病院で最後の、ペインクリニックの注射を受けたのは平成九年五月二六日、あの注射がきいて、三週間以上引越しの労働に耐えられたのだろう。五反田のNTT東日本関東病院（旧関東逓信病院）ペインクリニック科あての紹介状を、伊豆病院のY先生が書いて下さったことを思い出した。

「所沢へ引越したら関東病院のペインクリニックに行きなさい。日本でいちばんよいペインクリニックですよ。医者も大勢いて、設備もある。あそこの部長はオレの恩師なんだ。部長あての紹介状を書いたからな」

Y先生はこんな話をしながら分厚い紹介状を渡して下さった。

「一カ月近くペインの注射を受けないでいると、こんなに痛みがくるのか」、と驚きながら私は五反田行きをきめた。引越し以来はじめての遠出の外出であり、ひとりで行けるかどうか、と戸惑った。もっともその前に国分寺まで用事で外出した経験はあった。そのときはシルバー人材銀行の元気なおばさんに付き添いを頼み、電車を乗り換えて行き、帰りはひとりで帰ってきた。五反田までも、距離が長くなるだけで、乗り換えは高田馬場で、西武線から山手線への乗り換えが一回だけだ。通勤ラッシュの後のすいた電車を選べばすわっていけるだろう、と病院行きをきめた。

持ち物はできるだけ少なくした。小さなバッグを左肩から右脇にかけ、右手に杖を持ち、左手はあけてどこへでもつかまれる用意をした。西武新宿線で高田馬場までは座れた。階段の登り降りも左手で手すりにつかまりながらなんとかできた。山手線は朝一〇時過ぎなのにかなり混んでいた。しかし杖をついた私が座席横の手すりにつかまっていると、若いサラリーマンがサッと立ち上がって席をゆずってくれた。私はお礼を言って席にすわりホッとした。どの駅まで立ったままで行けるかどうか、と心配していたのである。無事五反田駅に着き、病院はわからないのでタクシーに乗った。五分くらいの近さだった。

初診の手続きをして五階のペインクリニック科へ着いた。驚いたのは、広い廊下が待合室になっており、五〇席はあると思われるソファ風の椅子がすべて満員、壁に片寄せて置かれた簡易たたみ椅子にも、近い診察を待つ室内の椅子にも一〇人ばかりが待っている。これでは私の番はいつになったらまわってくるだろうか、と不安になった。

体のどこかに痛みをもつ人びとが、このペイン科に押し寄せているという印象であった。

きいてみると名古屋から新幹線で来た中年の女性は、通っているうちに顔面神経痛がかなり楽になったと話す。八王子から来た年輩の女性は、美容院の経営者で、腰の激痛で苦しんだが、付添いつきで新宿からタクシーで毎週一度通ったおかげで、いまは付添いなしで目黒からタクシーで通っているという。五反田駅には上りだけで下りのエスカレーターがないので、上下エスカレーターを備えた目黒駅を利用しているという。

四つの診察室に医師がいて、患者は順番に呼ばれて入り、症状や今日までの痛みの経過などを話す。この診察の後に、ベッドがあくまで二、三〇分待って治療室に入り注射による治療を受ける。人により三〇分から一、二時間程度の安静を終えて帰る仕組である。

私は一一時に着いて午後二時になっても呼出しがない。忘れられてしまったのでは…と思い、看護婦にきくと調べてくれて、地下の食堂で昼食をとって、戻ったら連絡して下さいと言った。こうして部長のS先生にお目にかかったのは三時過ぎであった。髪もお髭も半ば白くなりメガネをかけた先生は、温顔で話しやすい方だった。レントゲン写真をとり例の紹介状を見ながら、私の病歴と痛みの状況などを詳しく質問された。私が困っているのは、右脚スネとモモの痛みで、そのため十分に歩けないことを中心にお話した。先生は私の病状を知ろうと次々に質問された。その内容の詳細は覚えていないが、とに角熱心に聞かれて、後で時計を見たら、この問診に四十分あまりかかっていた。このように時間をかけた診察を受けたことは、これまでにも経験がない。

午後四時を過ぎていたので先生は「きょうの治療は簡単にしておきましょう」と腰に軽く硬膜外注射を打たれ、私は一時間安静にしてから起き上がり、この日の診療を終えた。

部屋に残った患者は私だけとなった。この日から二週間に一度通うようにと先生は指示され、次回の予約をして第一日目のすべては終わった。

二回目からは三〇分位の待ち時間で診察室によばれ、前回の注射のきき方や足の症状を質問される。

この問診のときに、私は「硬膜外ブロック」とは、どういう治療なのかを先生に伺った。図を描きながら先生は次のように簡潔に説明して下さった。

「脊髄をつつむ硬膜と、骨性の脊柱の間を硬膜外腔といいます。ここに薬を注入すると、薬が神経の根に作用して、痛みを伝える神経経路を遮断するのです」（図参照）

問診のあと、しばらく待ち、治療室によばれて、看護婦の指定したベッドに横になり、私の場合は腰に注射を受ける用意をする。足の神経は腰から出ているから、その神経の根元近くをまず局部麻酔し、薬液を入れる。消毒をしてから薬液を注入し終わるまで五分とかからない。S先生の手さばきの早さは見えないが、腰にそれを感じる。

治療室には三〇台ほどのベッドが部屋いっぱいに置かれ、看護婦の指示するベッドに患

脊柱の模式図

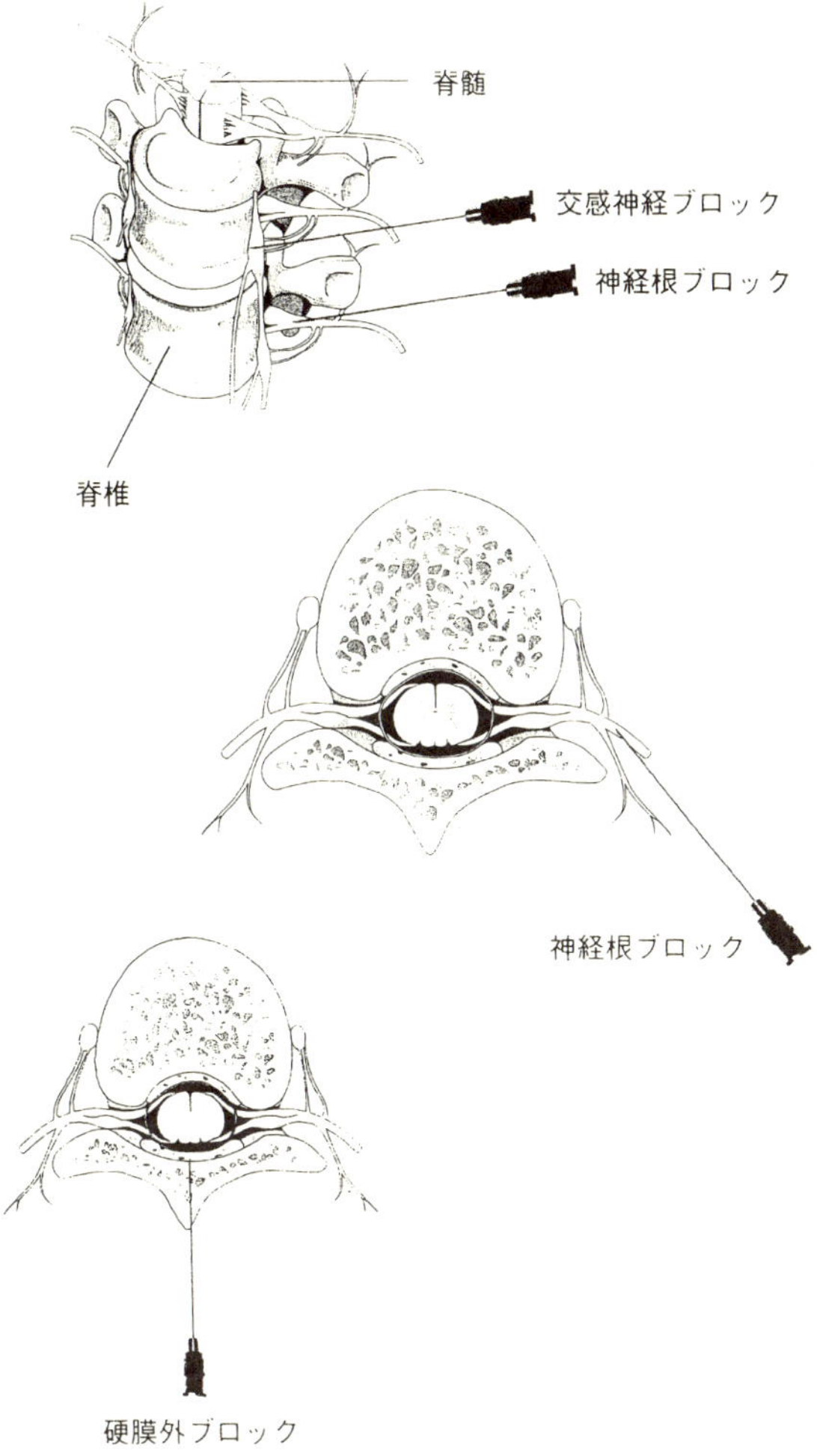

図の出典：『断痛療法』p.136～137

者が横たわっている。枕許《もと》には、担当する医師の名札が書類といっしょに置かれている。注射のすんだ人は定められた安静時間に入っており大判のタオルをかけて横になっている。ベッドの間を治療用具を積んだカートを、医師や看護婦がひいて動きまわる。規模の大きいペインクリニックだ。白い壁には水族館のように水色の世界を魚が泳ぐ絵がぐるりとかけられ、軽いバックグラウンドミュージックが流れる。患者の精神の安定を保つための装置のようであった。

二週間に一度の通院を私は休まなかった。診察室での面接で、先生は前回の治療の結果がどうであったかを必ず聞かれた。痛みが非常に楽になった日もあれば、治療の後、痛みをかかえて帰る日もあった。しかし、翌日になると痛みが軽くなる日が多かった。こうした二週間の痛みの経過をお話するために、私は自分の痛みの状況とその変化を客観的にみるくせがついた。

先生が毎回のように注意されるのは「努めて歩きなさい」ということであった。私の骨粗鬆症は相当に進んでいるので、歩くことによって骨が強くなると先生は強調された。私は万歩計をつけて歩き、その二週間の数字をお見せしたこともあった。

この病院で治療を受けはじめてから六カ月ほどたって、私は一つのことに気がついた。腰の注射をする場所により、注射直後に痛みがくる日と、全く痛まないときがあるのだ。

私は、先生が治療の必要上、注射の場所を変えているのかと思っていた。でもその痛みは注射時だけのものとはいえ、相当な痛さであった。私は率直に先生に話した。

「腰の上部に注射されると、おしりから足にかけてかなりの痛みがきますが、腰の下部ですとほとんど痛みません」

以後先生は必ず、腰の下部に注射されるようになり、私も痛さに悲鳴をあげるようなみっともないことはなくなった。そして注射の効果も、よりよくなってきたと思った。

ペインクリニックは、針をさす場所のほんのすこしのちがいで、体の反応は違ってくる。微妙な治療であり、それだけに熟練の必要なものと思った。

家を九時過ぎに出て帰宅は大体四時、安静時間がのびると五時に帰ることもあった。それでも一年半の間まじめに通ったのは、ペインクリニックの注射で痛みは次第に緩和されてきていることと、先生の人柄と技術への信頼感をいだきつづけてきたことが理由である。

＜神経根ブロック＞

ある日先生は診察室での応答のあとこう言われた。

「あなたの痛みは右脚の一カ所に集中している。そういう場合は『神経根ブロック』という方法で痛みがとれることがある。やってみませんか」

私は先生の著書に神経根ブロックという文字のあったことを思い出して、すぐに「お願いします」と答えた。

一枚の紙に治療の日と時間が書かれ、その時間の三〇分前にペインクリニック科の受付へ来ること。昼食はすませてくる。付添い人ができれば来ること等々が書かれていた。

脊柱管から神経が出る部位に、直接、神経に針をあてて薬を注入するのが「神経根ブロック」である。

足の神経の束は腰部にある。この神経が痛みを感じているのだから、神経に直接薬液を注射することで、痛みを遮断するのが、神経根ブロックと私は理解していた。その時レントゲンで透視し、造影剤を入れて患部を確認してから、薬液を注入する。

その当日私は、レントゲン室の並ぶ二階へ行くように言われた。指示された部屋の前で待っていると間もなくドアがあき、中へ入って手術着に着替えるようにと看護婦に言われた。やや高目のベッドにうつ伏せになり、枕に顔を押しつけて待った。どうなることかと内心不安でいっぱいだったが、マナ板の上の鯉の心境であった。

間もなく「治療しましょう」という声とともにS先生の笑顔が、ふりむいた私の目にとびこんできた。先生はいつもと違う整った手術服を着ておられる。

はじめに局部麻酔剤が腰に打たれた。続いて先生は「電灯を消して」と看護婦に指示された。真暗い部屋となる。ベッドに取りつけたレントゲンに私の腰部の映像が出た。造影剤を入れられたのだろう。

「さあ薬を入れますよ」

と先生は、圧迫されている神経の根元に四回針をさされた。レントゲンの映像を見ながらの作業だろうと思った。瞬間的な痛みがチクチクと二回。先生の注射はまことに手早い。

「さあ終わりましたよ」

と先生の声。電気をつけて明るくなった部屋で時計を見た。五分とかかっていない。先生の姿はなく、看護婦さんが、私に車の着いたベッドへ移るようにと言い、私はいつもの五階の治療室へ運ばれた。安静一時間半。起き上がると、あんなに足にこびりついたような痛みは全く消えて、普通の足の感覚がもどってきた。靴をはき、杖をついて私は背をのばして歩いた。

廊下へ出ると、「来なくてもよい」と言っていたのに、夫の笑顔があった。

この治療を受けたのは平成一〇年一二月二日であった。S先生の著書によると、治療後五年とか二〇年も、もつ人がいると書いてある。私は五年くらいもてばいいが、と思っていた。が、翌一一年の五月はじめ、右脚が重くなり、スネが以前のようにシクシク痛みはじめた。気のせいか、本当に痛むのかと自問自答を繰り返したが、やはり痛みの再来であった。この場合私の治療は五カ月もったことになる。私はS先生に手紙で症状を書き、もう一度神経根ブロックをお願いした。二回目は一一年五月二四日同じように治療していただいた。違ったのは術後二時間半横になっている必要があったことだ。右脚がシビレて、起きて立てるまでに一時間余計に横になっていた。帰途について、所沢の駅を出た時は、足の痛みはさっぱりととれて、足運びはすべるように進んだ。

私は神経根ブロックという治療のおかげで再び痛みのない日々を送ることができた。

4 療友

リハビリ病棟では患者が主役である。訓練はきびしいが、その他の時間は病院の秩序を乱さない限り自由に振舞うことが許されている。患者が暮しやすいようにバリアフリーの設備がゆきとどいている。寝たきりや、重傷の人を別にすれば、ある程度回復すると、外出や外泊が許される。重傷でも、訓練の一環として外泊が認められる。健常者の社会では、たとえば人並に歩けなかったり、動作がすこしおかしかったり、車椅子に乗っていたりすれば、それだけで障害者は目立ち、なんとなく肩身の狭い思いをする。リハビリ病棟では、みんな障害のある体を人目にさらすのは平気である。休憩時間には喫茶室やたまり場に集まり、雑談の花を咲かせる。知的障害のある人やボケがきているおとしよりは、そうした仲間に入りにくいが、脳出血や脳梗塞で半身麻痺の人でも言葉に障害がなければ、進んでおしゃべりの仲間に入る。

話は自分の病気や障害のことからはじまり、老人たちは昔話をいくらでも話すし、中高年は職場や家族について語り、職場復帰への思いを吐露する。そんなふうにして友達となり、いっしょに廊下の歩行練習をはじめたりする。慶応リハビリセンターの売店には喫茶室がつづき、伊豆病院の売店の近くにはソファを置いた広い休憩所が用意されていた。

女は女同士でまず親しくなる。私の最初の友達は、慶応リハビリセンターの病室の隣のベッドで私を迎えてくれたNさんだった。さわやかな笑顔で、彼女は診察、食事時間、洗濯、カードでのテレビの見方、エイドさんへの頼み方など身のまわりのことについて次々に教えてくれた。付添い家政婦を雇うことが厚生省の方針で廃止となったため、慶応リハビリセンターでは患者の雑用をするエイドさんという名の女性をかなりの数雇っていた。その中には付添い家政婦から転じた人もいた。エイドさんは乾燥室で洗濯物を干すとか、魔法瓶にお湯をくんでくるとか小さなことを何でもしてくれた。

Nさんの左手の指は内側に向かってにぎられて小さくなり、両足も小さく縮まっており、右手だけがどうにか使える状態であった。

「リュウマチなのよ。だんだん悪くなって……」

と彼女は半ばあきらめた口調で言った。難病に指定されている進行性リュウマチではないが、病気は次第に進んでいるという。美しい人で、彼女の婚家は世田谷の名家だと誰かにきいた。それだけにむつかしい病気に犯されたNさんが痛々しい。話の途中でこんな言葉をもらした。

「あの人（ご主人のこと）に離婚して下さいと言ったのよ」

二人の子は成長して勤めている。家事は八〇歳を過ぎた姑がNさんに代わってしている。自分はもう家の中で役立たない存在になったという思いから、こんな言葉が出たのだろう。Nさんの目に涙が浮かんだ。私もいっしょに泣きたくなったが、思いきって聞いた。

「そしたらご主人は何といわれたの」

「そんなことを考えてはいけない、と言ったわ」

私は一度見舞いにきたご主人の温厚な顔を思い浮かべた。女は三界に家なしというが、そこまで追いつめられたNさんの心情がますます痛々しく見えた。

いっしょに暮らしたのは一カ月ほどで、Nさんはよくならないままに退院していった。手紙のやりとりはつづき、私が歩けるようになったら世田谷の自宅へ遊びに来てほしいと書いてきた。その後再入院したこと、退院後姑さんが亡くなられたなどの知らせがあった。彼女は五〇代の女性の美しさと淋しさをたたえた人柄であった。私はもっと自由に歩けるようになったら、ぜひ彼女を訪ねたいと思っている。

慶応大学リハビリテーションセンターの私の部屋は三階であったが、同じ三階の廊下のつき当たりに小じんまりした作業療法室があった。手芸や手工などで機能の訓練をする人たちで昼間はにぎわっていた。夕食後や訓練のない休日になると、Cさんがポツンと椅子にかけて、左手で刺繍をしている。白い木綿の布にうす青く簡単な模様が描かれ、Cさんの左手の指が色糸を通した針でその模様をたどっていた。

「きれいにできているわね」

私が話しかけると、Cさんは、言った。

「何枚かできると、友達に送っているの。こんなことも出来るようになったのを見せるのよ」

彼女は五二歳、半年前に脳出血で倒れ一カ月間意識不明だった。意識をとりもどした時は右半身が麻痺していた。千葉の病院からこのリハビリセンターに送られてきた。右脚は装具をつけてゆっくり歩けるようになった。次は右手の代わりに左手を使えるようにしなければならない。昼間の訓練の時間には作業療法士について左手の訓練をしているが、訓練外の時間には、彼女は刺繍に没頭している。

「私ね、自動車のセールスをしていたのよ。五年になるわ。営業所で、私はいちばんの売上げだったのよ。楽しかったわ」

元気で働いていた時が、本当によかった、と彼女は繰り返し語った。そして、主婦業からセールスウーマンになって、成功したコツをこんなふうに語った。

「お客さんは買う前に何度でも見に来るの。それに親切に応対して話し相手になるの。買って下さいなんて言わないのよ。友達みたいになって車の話をしている。すると最後には買いましょうということになる」

Cさんの笑顔は人をひきつける。私に対する態度もゆったりとしていて、なんとなく魅力があった。この人柄がお客をひきつけるのだろう。

しかし、半身不随となってしまい、楽しかった職場にも戻れず、家に帰っても家事もできない。そうした今の境遇への嘆きがこんな言葉になってでてきた。

「私、家へ帰りたくないの。ここにずっといたいくらいよ。」

私が退院するとき、彼女はまだ作業療法室で黙々と刺繍をつづけていた。


Eさん（八二）は椎間板ヘルニアで、痛みをかかえ、いつも車椅子を使っていた。この病気は重いものを持ったり、運んだりするとでてくる病気ときいた。Eさんは痛みを緩和するために、私と同じように伊豆病院のペインクリニック科で治療をうけていた。

「毎日午後二時に、三階の治療室へ行って注射を受けるんだ。するといくらか楽になる。

ところが夜八時くらいになると痛みだして眠れない。痛み止めの坐薬もきかないし、つらいもんだよ」

リハビリ病棟を出たところにソファが置かれ休憩所になっている。夕食後、患者がここに集まって一服したり、昔話の花を咲かせる。Eさんも車椅子で来る常連の一人だった。

「二一歳で召集され、中国に九年いたのよ。終戦の年には広東から重慶を目ざして行軍よ。桂林までしか行けなかった。あの時八貫（三〇キロ）もの荷物を背負って歩いたから、いまの病気の遠い原因かもしれないナ」

身につけて運んだのは小銃弾一二〇発、手投げ弾二発、予備弾八〇発、米二升、それに鉄砲など。Eさんはスラスラと荷物をあげた。

「夜、さとうきび畑を縫うようにして歩くのはこわかったね。新兵は二人ずつ紐で手を結びあい、帽子に目印の白い布を三本たらして、仲間からはずれないようにした。真暗闇の中だからね」

「戦場へ出て三年もすると、敵のタマ（弾丸）の当たるか、当たらないかがわかってくる。プスッ、プスッと落ちてくるのがあぶないんだよ」

戦争末期に空襲におびえた経験はあるが、戦争の現場を知らない私には、中国大陸で戦い、生きのびたEさんの話は興味深かった。

敗戦で共産軍に降伏、捕虜となった。

「共産軍の兵士はやさしかったよ。日本へ来たことがある兵士がいて、日本語を話した。親切にしてくれたよ」

Eさんのいた静岡連隊は勇猛なことで知られていたという。が敗ければただの人となって、引揚船で早々に舞鶴に帰ってきた。

Eさんのように身をもって戦争を体験した人たちは、いま七〇代後半から八〇歳代である。戦争を知る日本人はやがて消えてゆく。Eさんは青春の九年間、戦場をかけめぐった代償に恩給（年五〇万円）をもらっている。


Bさん（五六）と知りあいになったのは、リハビリ病棟の入口の脇にある例の休憩所である。人なつこくて話好きのBさんと、おしゃべりの私はウマがあった。徳島弁で面白いことを言って皆を笑わせる。私は最初彼の徳島弁がわからなくて困ったが、なれてくると意味はわかるようになった。そうした彼のおしゃべりの裏に、左半身麻痺となった自身への無念さがひそんでおり、人生を笑いとばして生きるほかない、という彼のあきらめを私はたえず感じていた。

五二歳のとき脳梗塞で倒れて伊豆病院に入院、一カ月間意識がなかったという。意識を回復したときは、左手、左足の自由を奪われていた。口の左側がひきつり、この病気特有の表情である。病気になる前は立派な顔立ちであったろうに、と私はかつてのBさんの顔を想像した。Bさんはリハビリもすませており、左足の運びはおそいが、どこへでも歩いて行ける。思うように歩けない私はうらやましかった。Bさんの今度の入院はリハビリではなく、糖尿病の治療のためであった。

「家内は働いているから、わしは毎日ひとりで留守番している。するとどうしても沢山食べたり、酒を飲んでしまう。血糖値が上がってしまい、医者に入院しろと言われたのよ」

奥さんが洗濯した着がえをもってやってきた。美しくてしっかりとした人だ。Bさんが退職した会社の売店で働いている。

Bさんは奥さんをさして言った。

「家にいるとこいつとケンカばかりしているから、わしは病院にいる方がいいんじゃ」

奥さんはニコニコしながら何も言わない。

Bさんの父は徳島で船を持ち、回漕業をしていたが、戦争で船は軍に徴用された。南の海に運ばれ、敗戦の色が濃くなった頃日本軍に焼かれたという。戦後高校を出たBさんは徳島の大手レーヨンメーカーに就職、レーヨンの綿をつくる現場で働いた。会社はレーヨン綿を紡績会社に売る。二〇年徳島で働いた後、三島市の工場に転勤になった。

「私がやめた頃はレーヨンを原料に炭素繊維をつくっていた。コンピューター制御の製造現場だから、夜勤はつらかったよ」

　Bさんは炭素繊維の複雑な化学方程式をスラスラと言ったが、私にはわからない。炭素繊維という言葉もはじめてきいた。鉄よりも固く、鉄よりも非常に軽い金属で、飛行機やその他にしきりに使われるようになった新しい材料だという。その後、新聞の経済面を見ていたら、レーヨンメーカーによる新製品炭素繊維の増産が報じられていた。

　Bさんは何も言わなかったが、仕事に詳しいことや、話ぶりからして、工場現場の監督的な立場にあった人だろうと私は想像した。

　病気のために職場復帰はむつかしいとわかった頃、会社で希望退職者の募集があった。Bさんはこれに応じた。退職金千六百万円、企業年金一千万円を受けた。住宅ローンの清算と、家の改築でこのお金は消えたという。障害年金二級月約二五万円を受けている。

　ある夜リハビリ病棟の休憩所で珍風景が展開された。シュウちゃんと呼ばれる患者がいた。コンビニの店長をしていたという三二歳の青年で、知的障害者だった。言葉が出ないが、こちらの言うことは大体理解できるらしかった。体の障害はないようで、病棟の外までさまよい歩き看護婦をこまらせていた。病名は看護婦が言わないので誰も知らなかった。

　そのシュウちゃんが夕食もすんだ夜七時ごろ休憩所に将棋盤と駒をもってきて並べた。

そしてBさんにまずおじぎをし、まわりにいる私たちにもおじぎをした。言葉はない。Bさんは「よし、よし」と言ってシュウちゃんと向かいあってすわり、二人の対局がはじまった。ところがシュウちゃんの駒の運び方は概してメチャメチャであった。Bさんは「それはダメだよ、こう動くんだ」と一手ずつ直させながら相手をしている。この時、シュウちゃんの手は小刻みにふるえ続けていた。私はこの青年の病気の一面を見たような気がした。一回戦はBさんの勝で終わった。するとシュウちゃんは再び駒を並べてBさんに丁寧におじぎをした。私はシュウちゃんに聞いた。

「シュウちゃんは将棋が好きなの？」

彼は首を大きくさげてうなずいた。

こうして、Bさんは消灯近くまでシュウちゃんとの不思議な将棋対局三回戦につきあった。Bさんはシュウちゃんの駒の動きを直しながら、「コレコレ」と何度も注意しながらも、父親のようにやさしかった。

Bさんはパチンコ、競輪、お酒が大好きである。「この間女房と二人でパチンコに行って五万円損をした。いま取り返しているところだ」とあけっぴろげである。自分のことは何でも言ってしまうが、他人に対しては細やかな神経がいつも働いている人だ。そして淋しがりやでもある。町の老人デイケアセンターには週一度必ず行く。お仲間に会うのが楽しみらしい。気に入った人といっしょにいて冗談を言いあって楽しむ人だ。

　こういう人が、病気のためとはいえ、退職を余儀なくされ、仕事とも職場の友達とも離れねばならなくなり、どんなにか口惜しい思いをしたに違いない。私が、一生障害を背負うことに苦しんだ以上に、男の働き盛りにBさんが体験した苦難は心身ともに深刻だったろうと思う。私が退院した後、Bさんも病院を去り、自宅で糖尿病と戦っている。そしてBさんとは電話や手紙でのやりとりがつづいている。

5　障害の拒否から受容へ

リハビリのためにはじめて入院した病院で、諸検査がすむと若い医師は静かな口調で私に言った。

「リハビリで歩けるようになります」

あっさりとした短い言い方だった。「歩ける」という言葉をきいて、私の気持はいっぺんに明るくなった。それは病院に入って四日目くらいのことだった。まったく歩けない私は、いつも車椅子にのせられて院内を移動していた。自分の足がどうなるのか、病院は何をしてくれるのか、皆目見当がつかない心の状態であった。医師の言葉で、私の気持に明るい光がさしこんだ。私は、ここへ来てよかった。この先生にまかせれば、歩くことができ、リハビリを一生懸命にやれば、もとの自由な体に戻れる、と思いこんだ。医師の言葉にはどことなく影があって、どの程度まで歩けるかなど細かいことには触れなかったのに、私は気付かなかった。医師はやさしくて思いやりのある人柄なのだろう。「あなたは障害者だ」とはひと言も言わなかった。

しかし二度目のリハビリ入院をする前に、その病院のリハビリ科の部長さんは、後に書くように、こう言われた。

「君も障害者としてどう生きるか、精神的にも、肉体的にも自分の生き方を考えなさい」思いやりのある言い方だったが、この言葉は矢のように私の心を刺した。涙があふれてきた。ショックは大きかった「君は障害者なんだよ」ときっぱり言われたのである。心は大ゆれにゆれた。椅子にかけて先生と向かいあっていたが、私はその場を去りたかった。しかしそばには夫がいる。入院の話もまだ途中だった。障害者、障害者という言葉が私の頭をかけめぐった。どうして障害者なのか。私はこれまでの三カ月の入院のリハビリで、一〇〇メートルは杖で歩けるようになった。これからの入院で、もっとよくなるだろう。そしてかつての自分のように、自由に動き回れる体になると思っている。それなのに先生は私の気持など無視して頭から〝障害者〟とお呼びになった。どう考えても障害者という言葉が自分を指すものとして受け入れられなかった。

その日の入院打合せの話が終わってからも、私の心は「障害者なんて信じられない。そんなはずはない。私は前の元気な自分に戻れるはずだ」と先生の言葉に反撥をつづけた。

永久に歩行の不自由な自分、そして障害者として生きていく自分自身を、先生の言葉にもかかわらず、どうしても受け入れられなかった。私はいつまでもこんな状態でいるはずはない。リハビリやその他の訓練できっと直る。直って自由に街を歩き、人と会い、買物をしたり映画を見たり、と好きなように生活できる。人間として当たり前のことをして暮らせるようになるのだ、と私は思い込み、そうした期待を心の中にいだきつづけた。

そんな気持でいたある日、ＮＴＴ東日本伊豆病院（旧伊豆逓信病院）に入院して一〇日ばかり経ったころだった。院内の臨床心理室のS先生からお呼びがかかった。私は臨床心理室が何をするところかよくわからないままに、会議室風に机と椅子の並んだ部屋に入った。先生は物静かな方だった。私が歩行困難になったため慶応大学のリハビリセンターに入院して以来のいきさつをお聞きになり、大きくうなずいておられた。伊豆病院ではリハビリの運動療法とペインクリニックの二つの治療を受けて、痛みも生活動作なども次第に回復していることもお話した。

先生は「治療や病院生活で悩んでいることはないか」という質問を遠まわしにされたが、私は「特にない」と答えた。その頃の私は、自分の足はやがて回復する、障害はやがてなくなると、思いこんでいた。障害者として一生を送ることになるとは、まったく思いもしなかったので、至極平静に病院生活に満足していることばかり話したのであった。

病院がわざわざ臨床心理室を設けて、特別にスタッフをおき、患者の精神的な悩みの相談に応じ、患者の心理的側面の問題に対応していることが、この面接で、私にはよく理解できなかったのである。この段階では、それほど、私はのんびりして、自分は直ると信じ、外から見れば明らかに障害者なのに、障害はやがて自分から去ると思いこんだ、間の抜けた人間なのであった。S先生はそれを見抜かれて、私の病状や、訓練をめぐって、刺激的な言葉は一切使われなかった。私が回復への夢を抱いていることももちろん気付かれて、そういう心理ならば、当面それでよいと思われたに違いない。約四〇分の面接の最後に、先生はこう言われた。

「何かあったら、いつでも来て下さい」

私が障害は一生直らないと自覚して、その重荷を背負った未来を考え、悩みに沈んだのは、この面接から一カ月ほどたってからのことであった。障害の重荷とともに生きる人生を、もっと早く自覚していたら、先生は、患者のそうした心理に対して、有益な助言をいろいろとして下さったに違いない。私はいまでも、あの静かな臨床心理室で先生と向かいあって話したやさしい雰囲気をなつかしく思い起こすのである。

私は障害者に対して偏見や差別観を持っていたわけではない。同情とか共感の気持は十分持っていたと思う。しかしこの自分自身が障害者になること、すでになっていることはどうしても納得できなかった。私の心の中で障害者イコール自分という式は絶対に成り立たなかった。

病院で私はいわゆる障害者と共に生活していた。脳溢血などによる片麻痺の人が多かった。彼等も半身がきかなくなったことを宣告されたとき、私に劣らないショックを受けたに違いない。しかし彼等はすでにその段階を克服したのであろう。休憩や雑談の時にその病状を率直に話してくれた。そうした話に耳を傾けながら「自分は脳出血でなくてよかった」と思い、「私の足は麻痺ではないから、やがて回復する」と私は愚かにも思い続けた。

この「自分は違う、直るのだ」という気持はずい分長く持ち続けた。ひとつには、私の回復はかなり早く、歩ける距離も二〇〇メートルから三〇〇メートルと伸びていたからである。運動療法だけでなく、ペインクリニックも受診した結果、歩く時の痛みも次第に軽くなっていった。調子よく回復していく自分をめぐって、直るイメージは拡大していった。医師の中には、「あなたは直る」という言葉を使う人もいた。それは「痛みが直る」とか「歩き易くなる」といった意味で医師が言ったもの、と今にして思うが、私は自分に都合よく「すべてが直る」と解釈していたのであった。

だが、やがて自分が障害者であることを認めるほかない日がやってきた。

病状はよくなってきている、体全体の動きが楽になってきた…などと自覚して喜びながらもどうしても直らないものがあった。それはたとえば、歩く時に腰にタガをはめたような痛みが出たり、足を運ぶ毎に右脚のスネがチクチクと痛む。立ったりすわったりの動作は不自由で、また何分間か立ち続けることも楽ではない。病院にいればすべての設備がバリアフリーで障害者に居心地よくつくられているが、入院中に外泊したり、外出してみると周囲はバリアだらけである。

夫とよく行ったレストランに入ってみると、前には楽しく居心地がよかったのに、今度は骨折のせいか椅子があわなくて落着かない。本屋に寄っても新刊書を二、三冊見るだけで立っておられず足も疲れてしまい、本を買うこともなく外へ出てしまう。

こうした現実と向きあってみると、自分の背負った障害の重さがつくづく身にこたえてきた。自分の体の障害だから、それはいつでも、どこへでもついて回ってくる。病院の外へ出て、人並に用を足したり、買物をしようとすると、障害がついてまわり、階段やら坂やらがあって、健康な人なら何でもないことが、できないことを知った。

そんな体験をしているうちに、私は自分がまぎれもない障害者だ、と認めざるを得ない心境になってきた。外出や外泊で世間の風に当たり、どこまでもついてまわる私の障害のきつさを体験した。昔の自分には戻れない。一生この障害を身につけて生きるほかないのだ。諦めとともに、私は障害者として生きる道しかないことを知った。その思いは、時々波のように私の心に押しよせ、誰もいない病室で涙を流した。

病院を出て世間普通の生活に戻ってみると、この世は五体満足の人々のためにすべてがつくられ、動いているから、片脚が故障して歩行困難の私には不便なことだらけである。駅の階段の上り下り、電車に乗ったら混雑していて、手すりにつかまってじっと立っているつらさ、電車の乗り降りの危険。普通の人は平気でそういうことに耐えられるのに、私は用心に用心を重ねる。普通の人が平気でやっていることを、私はできなくなった。私は自信を失っていった。普通の人にできる事が、私にはできない、と劣等感さえいだきはじめた。

かつての楽観的な心情は消えて、現在と将来への悲観的な考えが心を占めるようになった。仕事はすでに退職して、ささやかな年金収入だけで生活している自分が、一体この世に生きている価値があるだろうか、とも考えた。障害はこれ以上よくはならないだろうし、年を重ねるうちに別の障害が加わるかもしれない。こんな老いた障害者の人生に、生きる価値があるだろうか、という思いにしばしば沈んだ。

親しい人や近親の者たちは、私に同情し、あわれんでくれる。親戚の集まる行事に、「お前は行かなくていいよ」とむこうは親切のつもりで言うが、私は自尊心を傷つけられて、いっそう孤独感を味わう。慶弔の金一封だけは人並に包んで届けてもらい、ポツンと家に一人残って「障害者というのはどこでもこんな風に疎外されているのだろうか」という思いに沈む。

結局私は、自分で出来る範囲の家事や雑用をこなし、あとは孤独で机に向かって本を読む障害者——これが私にふさわしい生き方ではないか、と思い、そのような生活に傾いていった。外出といえば月五回の通院と句会が一回、大学や女学校の同窓会があれば出かけてゆくが、卒業後四、五〇年も経って会う級友はなつかしいが、話題は子や孫のことが多い。

そんなある日、私は森鷗外の小説『堺事件』を読んでいた。史実を忠実に調べ上げた幕末の武士たちの物語である。その内容と文章にひきつけられて、手許にある鷗外の作品を次々に読んでいった。渋江抽斎、二人の友、高瀬舟…。特に感動したのは渋江抽斎だった。鷗外の手法は、この江戸末期の優れた学者で医家でもあった人の姿を、古書をあさり、その子孫まで探し出して、話をきくという徹底したものだった。選集ではこれは小説ではなく史伝に分類されていた。私はひどく感激して、この種の本を読んでいこう、とひそかに決心した。

そんなふうに鷗外を夢中になって読んでいたある日、自分の障害について、これまでにはなかった全く別の考え方が頭に浮かんだ。「私の足の不自由は、私の体の一部の事故に過ぎない」ということだ。「本を読むための目はこの通り健康だ。耳も口も手も何の異常もない。足に異常があるといってもゆっくりと歩くことはできる。足は体を支える基本的な器官だから、その障害は大きな失点だ。が、私にとって、悪いのは足だけであることは間違いない。足と歩く能力以外には何の故障もないのだ」。

「視覚、聴覚を使い、考えること、書くこともできる。私の障害は足という一部だけなのだ」

こう思ったとき、私は自分の世界が大きな広がりを持っていることに気付いた。自分には残された可能性があるのだ。そちらに目をつけなかった自分はなんという間抜けだったろう。この足の障害だけに心をとらわれて、他の能力が残されているのを忘れていたのは愚かだった。いまのように老年期に入っても、十分に使える能力を活用して愉快に生きる道を模索する方が賢いやり方ではないか。人生は何か一つ自分の心にやりたいことを持ち、それに執着し、それを生き甲斐にしたい、と私は思いつづけてきた。足の事故は外へ出てする事を制限するようになった。そしていま、この体で私のしたいことは読書と俳句である。読書は無限の人生を私の心に展開してくれる。俳句は入門して一年ばかりで、いまのところ、江戸時代から続くこの日本文化の限りなく深くて多様な世界を、ため息をつきながら見つめている状態である。足の故障で友達と気軽に吟行に行けないのは残念だ。

とも角足はダメでも、体の他の部分には故障はない。そちらの方を生かして自分のこれからの人生を開いていくことだ。これから何年生きられるかはわからないが、障害に負けない老年期を生きたい。障害者はとかく家にひきこもり勝ちだという。私もそうだった。どうにか歩けるのだから、もっと外へ出て、広い世界との接触も心がけよう。

あるリハビリの本で読んだことだが、使わない筋肉や骨は退化する。始終使っていれば、その本来の能力以上のものを、その体の中から引き出すことができるという。これは私に残された肉体的能力について充分にあてはまる真実だろう。自分の老いと障害に対する貴重な忠告として忘れないようにしよう。これはまた体や筋肉や骨だけのことではなく、頭を使うことや精神の集中についても言えるのではないだろうか。

余談になるが、私は山川菊栄先生が名著『幕末の水戸藩』を何年かけてお書きになったかを計算したことがある。ざっとした計算だが七四歳から一〇年間にわたってお書きになったという結果が出た。先生の大きな才能と持続する知的能力に改めて感嘆した。老年の生き方の一つの鏡と思っている。

私の、障害についての考え方が変わり、むしろこれを受け入れて生きようと思いはじめたのは二度目のリハビリ入院の終わりの頃であった。その頃、足の症状は次第に回復して四〇〇メートル以上続けて歩けるようになった時期であった。回復が私の心持ちを活発にした。自分には残された能力があることを認識した。それを活用して生きようと、考え方の転換が私の中で起こった。そして生き方の転換を自分自身に求めるようになった。別の言葉で言えば、足の障害は小さなことだ。人生はもっと大きく深い立場から考え、生きるべきものだと納得した。人生の価値の転換ともいうべきものを、私自身の中で体験したような気がする。いまの私は次のように考えている。

障害はやむをえず背負った私の体の一部である。その肉体的な痛みや不自由は相当にきつい。だが、私自身の生き方の中でなんとか克服していこう。世の中にはもっときびしい障害や病気に苦しむ人々がいるのだ。私の晩年を大きく支配するこの障害から逃げることはやめて、この障害とともに生きる工夫を、肉体的にも精神的にもしていこう。そして私に残された他の能力を使って、広い世界を視野に入れながら、自分なりの新しい生き方を創り出そう。障害者は日本にも世界にも数知れぬほどいる。ベトナムでは戦争の時代に埋められた地雷の爆発で、障害を負う子どもや成人がいまでもでているという。そういう現実を心にとめて、広い視野をもって障害の問題を考えていこう。

要約すれば「障害者として堂々と生きる」ということになるだろうか。

6　お医者さん

これまでにお世話になったお医者さんを数えてみたらなんと一五人になる。病院から病院へのハシゴをしたわけではない。必要な治療を受けるために入院したり通院したり、まじめに通った結果である。リハビリ、整形外科、膠原病科、ペインクリニック等々治療を受けた科が多様だったし、私が伊豆大仁町から所沢市へ引越したことも多数の医師に接する結果となった。通院する病院が変り、その結果医師も変った。転勤された先生もあった。二度の入院リハビリを体験したが、退院後、通院リハビリで五人の医師のお世話になった。膠原病では二人の医師の治療を受け、ペインクリニックは三カ所に通い三人の医師の手をわずらわした。膠原病が原因で、目にシェーグレン症候群という病気が出て眼科にも通った。原因不明の心筋症という病気がでて、息苦しい症状をつきとめるため、心臓の専門医の診察と検査をうけたりもした。

私はこうした医師たちにとって、扱いやすい素直な患者だったろうか。患者は医師に弱みをさらけだして症状をうったえるものだ。私もぜひききたい事は紙に書いて準備をした。お医者さんの言葉や態度を思い出してみて、私は扱いにくい厄介な患者ではなかったようだ。

共通して感じたのはお医者さんが極めて多忙な職業人であることだ。私が診療を受けたのはほとんどが大病院であった。患者が多くて、一時間待ちは普通の病院もあった。あとに何人とも知れぬ患者が待っている。私も二時間待って三分診療と世に言われる慣行を何回となく体験した。予約はあっても、予約時間が守られることはむづかしい。そして聞きたいことも言いだせずに終わってしまうこともあった。が、病人はどこまでも医者が頼りである。信頼できて頼りになったお医者さんの思い出を書いておきたい。患者として不満を抱いた医師の話もつけ加える。私だけの経験ではないようなので。

K先生

平成九年一月下旬のことである。私は伊豆病院のリハビリ科へ週一度通っていた。ある日私は風呂場ですべって、風呂場の腰掛けごと後へ転倒した。痛みはなく、すぐに起き上がったが、また骨に傷でもついたのではないか、と心配した。翌日、私は夫の車で病院に行き、部長のK先生の診察をお願いした。先生はすぐにレントゲン写真をとり、以前の写真とくらべて言われた。

「異常はない。心配はいりません。多分風呂場の腰掛けが低かったから打ち方も弱かったのでしょう」

この会話のあとで私はふと言った。

「先生、私、一生障害者になるのでは困ると思っていますが」

その頃私は、リハビリで、障害者にならなくてすむのではないか、と期待を持っていた。

先生の温顔は次第にきびしい表情に変り、こう言われた。

「身体障害者は、この日本にたくさんいるんだよ。君もこれから、障害者として、どう生きるか、精神的にも、体のことでも、自分の生き方をじっくり考えなさい」

私は涙を浮かべた。先生が私を障害者とはっきり断定されたことの苦《にが》さへの反応であったし、先生の人間味のある言葉への感動もふくんでいた。本当に私はどう生きたらよいのか。障害者の自分を肯定し、それなりに生きる覚悟はできていなかった。そのことを先生はお見通しだったのだろう。そして、一度はいっておかねば…とお考えだったに違いない。

先生は私の足や骨の状況について細かいことはあまりおっしゃらなかった。しかし本当は実によく見て、考えていて下さったことがわかったことがあった。それは私が平成九年五月、所沢市に引越してから身体障害者手帳を申請することになった時である。私はそれまで障害者手帳のことをあまり考えていなかった。もっとよくなるという強い期待を抱いていたせいもあるだろう。

手帳の申請には主治医の診断書が必要である。所沢へ来てからお世話になった医師は、はじめから私を診察していなかったから、再びK先生の手をわずらわし、診断書をお願いした。手帳は県に申請し、県の担当者が出すこともはじめて知った。

K先生が最初に書かれた「三級相当」という診断書について、埼玉県の福祉事務所長と、県の総合リハビリテーションセンター総長の名で二、三質問が返ってきた。それに対するK先生の解答書は懇切を極めたもので、先生は私にもコピーを一部送って下さった。先生は私の症状を具体的に詳細に把握しておられ、私は感動した。むづかしい医学用語を私なりに翻訳し、一部を省略して肝心の部分を以下に紹介する。

「島田とみ子につきましては、長期のステロイド使用によると思われる高度の骨粗鬆症の所見のほか、第十二胸椎および第四腰椎に圧迫骨折の所見、さらに脊柱の著明な前湾、右側湾を認めました。また第十二胸椎の圧迫骨折部では骨片による脊髄の圧迫所見、および第四腰椎では右神経根の圧迫所見を認め、それに見合う臨床症状として五〇〜一〇〇メートル程度で歩行困難となる間歇性跛行、および右下肢の高度のしびれ、知覚障害を認めます。さらに脊柱の著名な前湾、右側湾による姿勢異常も加味し、硬性コルセット、または軟性コルセットを装着にもかかわらず姿勢維持が困難で、歩行障害の大きな原因ともなっております。従いまして圧迫骨折に伴う下肢不全麻痺自体は比較的軽度でございますが、体幹の著しい機能障害が歩行困難の大きな要因と考え、総合3級相当の判断といたしました。以上の所見、症状が下肢の不全麻痺は軽度で、また関節可動域につきましても大きな制限も認められないにもかかわらず3級と判定した根拠でございます。

また、SLE（全身性エリテマトーデス）による機能障害につきましてもお尋ねでございますがSLE自体は活動性もあり現在維持量のステロイド剤を服用中であります」（以下略）

この診断書は埼玉県の担当機関でそのまま採用されたようで平成九年五月二九日付で3級の身体障害者手帳が埼玉県から交付された。診断書では脚の痛みについては触れられていない。伊豆病院のペインクリニックの治療でかなり痛みがとれていたので、敢えて言及されなかったのだろう。痛みは減ったとはいえ、歩行困難は事実であった。

T先生

最初に入院し、はじめてリハビリ訓練を受けた慶応大学病院月ヶ瀬リハビリテーションセンターは、思い出の多いなつかしい病院である。私の担当となったT先生は、三〇代後半くらいの若い先生だった。身長は普通だが、やせておられて、いつも忙しそうに病院の中をとぶように行き来されていた姿が今も目に浮かぶ。

先生ができ上がったばかりの私のMRIの写真を見ながら、私が歩けなくなった理由を明快に説明して下さった時のことを、私は一生忘れないだろう。やさしい言葉で説明されたが、断固としていた。

「リハビリで歩けるようになります」

の先生の一言に私は救われた思いがした。歩行不能となり、座敷で立上がることもできなかった理由もわかり、納得した。リハビリ医学は、歩けない者を歩かせることができるのかと、私は感銘をうけた。

当時私の足の痛みはかなりつらかった。昼間は訓練があり、気をまぎらすものもあって痛みを忘れる時もあったが、夜は痛みで眠れない。それで消灯の前には看護婦が必ず痛み止めの坐薬一〇ミリグラムを持ってきてくれた。しかし坐薬のの多用はよくないので、一日三個と先生は指示されたらしい。退院前の一カ月は一日二個にまで制限された。これもT先生の指示であった。

退院の時、私は杖で歩いて先生にお礼の挨拶に行った。

「痛みと上手につきあって下さい」

先生は前にも言われた言葉を再び餞別の辞として私を励ました。歩けるようになったものの、一〇〇メートルが限界で、痛みのためにそれ以上は無理であった。痛む足をだましながら歩く距離をのばさなくてはと、私は決心した。

あの時から三年あまりたった今、ペインクリニックの治療の効果が大きく、足の痛みは消えている。痛みに負けず歩くことを心がけ、時に痛み止めの坐薬のお世話になった。「そうした努力のすべてが痛みと上手につきあうことであった」と今になって思う。生活の中で痛みとのつきあい方を次第に会得してきたと思っている。今は必要あれば五〇〇メートルも、それ以上も続けて歩くことができる。ある日、夫とはぐれて病院の広い駐車場を三周したり、道を間違えて、長い帰り路を歩く羽目になったことがある。長距離を歩くと右脚は痛まないが、重くなって足が休憩を求める。三、四分適当なところで休み、また歩きだすことができるようになった。すべてT先生の助言のおかげである。

S先生

関東病院の五階ペインクリニック科の満員の待合室で、あいた椅子を探して待つ。予約は一〇時半だが私の番が来るのは一一時ごろだ。診察室は四室ある。患者は、まず診察室のドアの外の細長い中待合室に呼ばれてここで待つ。各診察室から先生が担当の患者をお呼びになる。私はS先生の独特の低い声で名前を呼ばれて2号室のドアから入ると、S先生はいつもの温顔で質問なさる。

「どうですか」

これは二週間前の治療以後痛みはおさまったか、何か変ったことはなかったかという意味である。

「おかげ様で痛みは軽くなりました。ただ左足にシビレが出まして、それにすこしこまっております。」

「シビレはなかなかとれないものです。じゃ治療をしましょう」

この面接は短く三分程度で終る。特に腰が痛くなったとか、特別なことがあれば、それについてお話がのびることもある。痛み止めの坐薬が欲しい時はそのお願いをし、さらに次回の予約をするが、こうした事務は傍の看護婦さんがパソコンにす早く打ちこむ。

再び待合室に戻って待っていると、

「血圧をはかり、トイレをすませて治療室にお入り下さい」

と看護婦さんの呼出しがある。この待ち時間は長くても三〇分程度なので、この間にトイレ、血圧はすませておく。治療室に入ると三〇台ほどのベッドの中から「島田さんはこっちです」と看護婦の指示があり、腰へ打っていただく注射のために、下着をずらして腰の部分をあけ、白いタオルで体をおおって先生のお出ましを待つ。

先生は七、八人の患者の面接を終えると、治療室へ入って来られて、担当の患者に次々にペインクリニックの注射をされる。その手さばきは早くて見事だ。まず患部——私の場合は腰の下方の部分に丁寧に消毒をされ、すぐに局所麻酔を打つ。これはちょっと痛むのですぐわかる。次いで注射器をとりかえて、二、三カ所薬液を入れ、最後に「薬液を入れますよ」と言われて、定量の薬を注入して終る。この時痛みが出ることもあったが、私の場合腰の下部に入れていただくようお願いして以来痛みはなくなった。

注射がすむと、一時間半そのままベッドに横になって薬のまわるのを待つ。この待ち時間は痛みも何もなく、退屈である。私は気分のよい時は文庫本の小説などを持って行って仰向けに寝たまま読む。注射前にベッドに横になる時に文庫本とメガネを枕のわきに置いておく。ほかの患者も本を読んでいる人もあるが大多数は白い大判タオルを体にかけて眠っている。

こうして一時間半がたち、起き上がって足の痛みは消え、麻酔もさめて歩ければメデタシメデタシであるが、そうはいかないこともある。起き上がって靴をはいても立つことができない。もう三〇分か、さらに三〇分横になっていて歩けるようになると、ベッドから解放されて帰途につくことになる。その前に会計などを済ませるのはいうまでもない。帰りは足の調子がよければ五反田駅まで歩くが、シビレていたりして歩きにくい時は病院の前にずらりと並んでいるタクシーの前に立つ。

朝一〇時半の予約で来て、治療が終るのは早くて午後一時すぎ、帰宅は四時ころが普通である。いわば一日仕事で治療を受けることになる。二週間に一度のこの通院をいやだと思ったことはない。ただ、半年通った後に夫から「いつまでも直らないんなら、しばらく休んだらどうだ」と言われて、二カ月間休んだことがある。すると足はシクシク痛み出した。私は電話で予約をし、再び五階のペインクリニック科を訪れた。先生はこうおっしゃった。

「また治療をシコシコと続けましょうね」

勝手に休んだ私を先生はすこしもお怒りにならず、おだやかに受け入れて下さった。患者の心変りにはなれていらっしゃるのかもしれない。ペインの治療そのものがかなり微妙であり、治療をうける患者の身体的条件は皆違う。先生は恐らく三〇年を越えるペインの治療をされてきて、治療上の問題も患者の心理についてもあらゆることを経験されたに違いない。

関東病院のペインクリニック科には何人お医者さんがおられるのか、私は知らない。手術があれば麻酔に行く医師もあるから、多分一〇人をかなり越えるのではないかと思う。その頂点に立って責任を負っておられるのが部長のS先生である。髪とお髭には白いものがまじっておられるが、患者の間では五〇代でいらっしゃるという噂がもっぱらである。先生方の服装はまちまちで白衣を着た方もあるがS先生の服装はきまっていて、上下別の手術着のような服に、必ず手術帽のようなものをかぶっていらっしゃる。多分もっとも動きやすくて、緊急の時にもさっと動ける服を選んでいらっしゃるのではないかと思う。

S先生はおだやかな方で、患者が注射を受けるための支度が遅れている時も、黙って待っていらっしゃる。先生が強い言葉を使われるのを聞いたことはない。いつか、見学に来たらしいドクターを連れて治療室をめぐっておられた時、患者をさして「この方《かた》は…」というう丁寧な呼び方をされるのに驚いたことがある。また、患者というのは自己中心で勝手なことを言うものである。私は通いはじめて一年数カ月経った頃、右脚の痛みが急に強くなり、公園への散歩は到底出来ない状態になったことがある。その話をしたら先生は——

「骨が変ったんだよ」

と事もなげに言われた。「骨が変るってどういうことですか」と再び質問したら、先生は平然として「骨が変ることはあるものですよ」と答えられた。私はその痛みと歩行難を我慢して五反田へ通いつづけた。二カ月経って、その痛みと歩行難は消えた。先生は沢山の経験から、患者の体調がそのように変ることも知っておられて、特に何かをする必要はないと考えられたのだろう。

ペインクリニックはアメリカやヨーロッパが発祥の地であるが、ペインクリニックの技術、とくに神経ブロックに関しては日本の技術がはるかに進んでいるという。そのため、関東病院にはアメリカ、韓国をはじめ世界各国から医師が研修に来ている。国内の研修医もここで学んでいる。だから先生の診療日は週二日か三日となっており、非常に多忙でいらっしゃる。その上患者はなんとかして部長先生にお願いしたいという。お弟子さんの紹介のおかげで、私は幸運にも、直接先生に治療していただいている。人間をトータルにみる医学として、ペインクリニックは今後、より多くの人が関心を寄せる医療になっていくだろう。

今の私は一一年九月現在、前述した神経根ブロックをことし五月二四日にしていただいたおかげで、無痛状態が続いている。S先生にお目にかかりたいと思う一方、痛みの再来のないことを願っている。

Y先生

伊豆病院の売店わきのソファに、リハビリ中の患者が五、六人集まって雑談をしていた。午後三時をまわって、みな訓練を終えて休憩のひとときであった。廊下をゆったり歩いて白衣のボタンをはずしたY先生が現れた。疲れた様子で自動販売機でジュースを買い、一気に飲み終えた。

「先生、手術がすんだところだろうナ」

と誰かがつぶやいた。先生は黙ってよろけるような足どりで病棟の方へと去った。

私はY先生にペインクリニックの治療をしていただいたが、先生は麻酔医として手術には必ず立ち会う仕事をおもちである。その日は多分長時間のむづかしい手術だったのかもしれない。

ペインクリニックの治療をY先生からはじめて受けたとき、その慎重さに驚いたことがある。患部を丁寧に消毒した後「麻酔をしますからすこし痛みますよ」と断って針をさす。ごく短い間痛みがきて、あとは薬液を注射器で二、三カ所に注入する。痛みはほとんどない。「さあすみましたよ」と先生は患者を安心させる言葉を忘れない。それから一時間半横になって薬が落着くのを待ち、病室へ戻る。

通院でペインクリニックの治療を受けにくる患者もかなりいる。

私がカテーテルの治療をうけていた一週間、先生が薬を入れに来て下さる時間は毎日違っていた。忙しい治療や手術の合間を縫って三階のペイン科から一階の病室まで足を運んで下さった。

ペインの治療は微妙である。薬を注入後、腰のあたりが、ボーッと暖かくなり、脚の痛みを忘れ、一時間半後に起き上ると、脚も腰も痛みは去って病室にもどる。それから昼食をすませて、午後は運動療法室で訓練を受ける。そういう順調な日はよい。ところがある日ペインの治療後も脚の痛みは変らず、痛くてたまらないことがあった。私は歩けないので車椅子を押して三階の先生の部屋へ行った。

「治療をしていただいたのに、きょうは痛んで困ります。なぜでしょうか」

私はなぜ痛むのかを聞きたかっただけだった。ところが先生はカンカンに怒ってしまわれた。

「君が、僕の治療を受けるか受けないかは、君自身のきめることだよ。それだけのことだ」

ときつい表情で言われた。つまり私が先生の技術を信用していない、と受けとられたのだ。

「いやなら来るな」と先生は言いたかったのだろう。思わぬ結果となって私はあわてた。

普通ペインの治療後は痛みは軽くなるのにその日は効果がなかったので質問のつもりで先生のところへ行ったのに誤解されてしまった。

一本気な先生は一生懸命にして下さる反面、「信じて委されていない」と受けとると、烈しく怒り、いつものやさしさなど全くない。私は自分のその時の痛みだけにとらわれていた。明日になれば、治療で痛みは軽くなるかもしれない。ペインはそれほど微妙な治療なのだ。おわびしようと思ったが、言葉が出てこなくて、失礼しました、とだけ言って病室に戻った。そして自分中心の考え方しかできない私のオッチョコチョイを恥じた。

一カ月半ほどの伊豆病院での入院中、土曜、日曜、祭日を除いて毎日三階のペイン科へ通った。おかげで痛みは軽くなり、一〇〇メートルしか歩けなかった私が、続けて四〇〇メートルも歩けるようになった。歩く自信もついてきた。

ある日、Y先生にこんな質問をした。私にとっては新しい医学であるペインクリニックについて、知りたい気持からだった。

「しろうとにもわかるペインの本はありませんか」

「あるよ。しばらく待ってくれないか」

数日後三階へ治療を受けに行った私に、Y先生は「本がきたよ。千六百円だが千四百円でよいそうだ。僕の恩師の本だよ」と言いながら塩谷正弘著『断痛療法』を手渡して下さった。副題に「心と体にやさしいペインクリニック」とあり、頁をめくると、読みやすく、読者をひきつける書き方であった。病室で私はこの本を夢中になって読みふけった。

I先生

足の痛みからはかなり解放されたものの、私は足の機能についていくつかの期待というか、願望をもっていた。たとえば五〇〇メートルを越えて杖で長距離を歩けないか。買い物に行って品物を見、買うことをきめて会計が終るまでじっと立っていなければならないが、この立ち続けがもっと楽にできないか。用事で家を出る時、歩き続けられるかどうかという一種のためらいがおこる。自由に歩けるという自信が持てるようにならないか等々である。健常者が特に意識しないで足を使っているのと比べると、私は足を使う度に大丈夫か、と自分に問いかけながらやっており、結局面倒なことは逃げてしまう。私の足の機能はどうなっているのか。圧迫骨折のために、自由に動くことはもう無理なのか——こんなことを診察し、納得するように話してくれる医師はいないかと求めた。

たまたま読んでいた「婦人之友」(平成九年四月号に)「足を大切にしていますか」と題して足の役割や構造を詳しく書いた記事をみつけた。その一部を引用させてもらう。

「足は体の中で一番下に位置し、体重を支えています。歩いたり走ったりすると、体重の他に衝撃も加わります。例えば、ゆっくり歩いた場合、一歩踏み出すごとに足にかかる重さは二〇％増しになり、六八キログラムの人は八二キログラム（米国足病医協会調べ）、走ると体重の約三倍、跳んだときは約六倍になると言われています。これらの衝撃の約半分はかかとの部分、四分の一は足の母趾の付け根、そのほかは残りの趾《ゆび》の付け根の部分にかかります。（中略）

よく、『足は第二の心臓』といわれます。心臓には、血液を全身に送り出すという大切な役割があると同時に血液を吸引する働きもあります。それを助けるのが静脈の周囲の筋肉です。筋肉が動くことで、すべての血液は心臓へむかうようになっているのです。言い換えれば末端部分の筋肉は、心臓へ血液を送り出すポンプといえます。人間の身体の中で心臓からもっとも離れている足は、ほかの末端部分の筋肉以上に血液の循環に大きな役割をになうわけで、〝足は第二の心臓〟といわれるゆえんなのです。」（以下略）

こうした文章を読んで、筆者のＩ先生から私の足の障害について何等かの助言が得られ、もっと自由に歩きたいという私の願いに何か答えていただけるのではないか、と思った。「婦人之友」の編集部に紹介していただき、城南病院長のＩ先生を訪ねた。

国鉄目黒駅から車で五分、目黒不動をかこむ商店街の一角に、商店街にとけこむように建つ四階建の城南病院があった。診療科は整形外科と内科。別棟に広い運動訓練室があり、一日に百人ほどのおとしよりがリハビリに訪れるという。

病院の診察室はかなり混んでいた。何人か待って私の番がきた。足を含めて全身のレントゲン写真を七、八枚とった。先生は写真を見た後、私のパンタロンと上衣を脱ぐように言われ、診察台に仰向けに寝かされ、さらに背を上にしてうつぶせになった。先生は背骨から腰の骨までを、かなり強く押して骨の状態をじっと観察された。圧迫骨折を起こした第四腰椎の部分を特に強く押されたが、痛みは大して感じなかった。「折れた骨は固まっていますね。あなたの骨折は大したものではありません。足の筋肉も弱っていないが、リハビリでもっと強くする方がよい」

と先生は言われた。私は自分の骨折を深刻なものと思っていたので先生の言葉で安心した。ほかの整形外科医からはこういう基本的な話をきいたことはない。

「いま患者が多いから、午後一時半にもう一度来て下さい。リハビリの理学療法士を紹介します」

ということで、私は長野から来たという五〇代くらいの女性と連れ立って昼食をとりに町に出た。この辺りは目黒不動をとりまいてさまざまな店がひしめいており、食堂や弁当を売る店がいくつもあった。私たち二人は天丼の店に入った。

約束の一時半に病院に戻ると先生は長い廊下を通って、広いリハビリ療法室に案内して下さった。男女五、六人の理学療法士が患者を指導していた。その一人の女性に先生は私のレントゲン写真をみせてリハビリの内容を話合っておられた。私の担当となった理学療法士のOさんは三〇代のはじめくらいだった。

レントゲン写真で私の骨の状況を説明した後、リハビリの方法を絵に描いて、自身でもやりながら丁寧に話してくれた。足の筋肉、背筋、腹筋、臀筋を強くする四つの運動であった。私もマットの上で真似をして覚えた。各運動を二〇回ずつ一日に二回やるように。一度にすべてをしなくても、わけてやってもよいと言われた。

下町風の入りやすい病院だが、長野からきた女性は右足の指の付け根から先に時々激痛がくるという病気で、原因はI先生が明らかにしたものの、特別な治療法はある薬を使ってするマッサージくらいしかないという話。もう一人横浜から来た若い主婦は土ふまずがないため、歩行困難で杖をついていた。治療は特別注文の靴をつくることで、何万円もする靴を足に合わせてつくるための二回目の来院であった。足博士のもとには、奇病といってはおかしいが、並の整形外科では直せないような患者が、私の場合のようにマスコミで知って治療を受けに来る例が少なくないようであった。二人ともI先生が出演したNHKのテレビを見てやって来た、と話していた。

A先生

リハビリ、歩行練習（散歩）、ペインクリニックそして神経根ブロックで痛みはとまっている。さまざまの治療を受け、自主トレーニングも重ねてきた。いま残っている問題は腰の痛みくらいである。それも始終痛むほどのものではない。ここまで回復してきて、私はこれから何をしたらよいか。専門家の助言を得たい、それも具体的な話をききたい、と友人に相談すると整形外科医のA先生に相談するように、とすすめてくれた。

松戸の総合病院は規模が大きく、どの科も患者でいっぱいだった。A先生はその日新しい患者を見る目で、私もその一人として、親切に応対して下さった。

「歩くことが一ばん必要だし、いいんじゃありませんか。毎日一キロくらい歩く。それによって骨もしっかりするし、足の筋力もついてくる。精神的にも積極的になってくる」

「万歩計を持って何歩歩く、というようなことはしないでよい。歩数にとらわれて歩くというのはかえってマイナスです」

「プールに行って水中を歩くのもよい。足の力がしっかりしてきますよ」

このプールの話には私は先生に経験を話した。慶応大学のリハビリセンターで一日一〇分間の水治療があった。文字通りプールの中の散歩である。はじめはよかったが三回目くらいから水着を着て一〇分間歩いたあとは、ひどい動悸がしてベッドの上で二時間あまり苦しんだ。以後水治療はやめた。ずっとあとになり、病院で心臓の専門医に見てもらったところ「心筋症」といって心臓の皮が厚くなる、原因不明の病気とのことだった。薬で治療できると、以来白い錠剤を毎日一個ずつ飲んでいる。水治療がはからずも私のもう一つの病気を発見する結果になった。文献では死亡例があると、その心臓医は、おどかし半分に言った。

「そうか、プール歩行はダメですか」とA先生はこの案を引っこめた。

「毎日とに角歩くことがよい。雨の日や気分の悪い日は歩けないことがあります。そんな日には歩く代りにリハビリをやる。その方法は、あとで理学療法士のところへ案内するから習って下さい」

もう一つの問題は腰痛である。私自身の感じを言えば、神経根ブロックで足の痛みが消えたあと、腰痛が気になりだしたのである。

歩いている時も、一〇〇メートルばかり歩くと腰の右側も左側も、つまり腰全体がシクシクと痛み出す。台所仕事中も痛むが椅子で休めるから何とか仕事を続けられる。ほうきでの掃除は中腰になってゴミをはきだすので五分間くらいしかできず、腰の痛みで中止だ。

A先生はこの腰痛の原因をこう言った。

「脊柱管狭窄《せきちゅうかんきょうさく》ですね。これはペインクリニックで扱う病気ですが、よほど上手な医者でないとうまくいかないのです。」

関東病院のS先生の著書『断痛療法』にこの脊柱管狭窄の説明があるので引用する。

「七八歳の男性の患者さんのケースです。その患者さんの腰痛の原因は脊柱管の狭窄でした。一種の老化現象で、事実、脊柱管が健康な（若い）人の三分の一の狭さになっていたため、そこを走っている血管や神経が関節や靭帯《じんたい》に触れ、痛みや機能障害をおこしていたのです。

この治療は、硬膜外ブロックだけでは無理です。脊柱に触れている神経が常に炎症をおこしていますから、そこから生まれる痛みを取り除く、つまり神経の炎症を抑えなければなりません。また血管が圧迫され、血管が細くなり血液の流れが悪くなっていました。そこで硬膜外ブロックにプラスして、神経根ブロックを行い、さらに、血管拡張剤を投与しました。

最初は週に一回の診察でした。来院の度に神経ブロックを行い、また血管拡張剤を処方して毎日飲んでもらうことにしたのです。そしたら徐々に症状が改善され、のちには二週に一回程度の治療で十分になりました」

この事例が最終的に完治したかどうかは書かれていない。私の腰痛が、本当に脊柱管狭窄症によるものかどうか。A先生は私の腰部を診察して病気を特定したわけではない。だからその可能性があるという程度の話かもしれない。それに私の腰痛はたえず起こっているわけではない。もうしばらく様子を見る必要がありそうだ。腰痛の程度によって、関東病院ペインクリニックへ相談に行くということに私の考えは落着いた。

雨の日などで歩行訓練ができない日に、代ってする五種類のリハビリ訓練を、理学療法士のYさんが、訓練室で教えてくれた。どれも私には新しいリハビリであった。

その(1)　椅子にかけて足指のつけ根から先、つまりつま先をもち上げる運動。足をひきずって歩かないようにする訓練。ひきずって歩くと、転んだりして危険なのでそれを防ぐ。

その(2)　椅子にかけた姿勢で、両足のひざを曲げたままで、足を床から一〇―一五センチ引き上げる。足のつけ根を強くする運動。

その(3)　背を下に寝て、腰を持ちあげる運動。背筋とおしりの筋肉を鍛える運動。

その(4)　(3)と同じく寝たままの姿勢で、両ひざを曲げ、上半身を起こしてひざを手でさわる。腹筋を鍛える運動だが、初心者にはかなりむづかしいので、はじめはひざをさわるところまでゆかなくてよい。次第にできるようになる。

その(5)　マットの上でひざをたててすわり、両足をいっしょに左右に振る。腰をスムースにひねる運動。両足をいっしょに動かすが左右の動きが違うのでややむづかしい。

これを一通りやってみると、かなりの運動量で疲れが出る。歩行に代る運動だから相当に重く仕組まれている感じである。それだけに効果も出るのだろう。

〈国立病院・国立施設への失望〉

国立病院のリハビリ科二カ所と、国立のリハビリ施設一カ所を受診した。K先生から所沢へ引越したら国立病院へ行くように、と推薦されていた。所沢に引越して、病院のリハビリ科と関係がなくなり、心細い思いをしていた。ところが、三カ所とも私に対する対応は冷たく、来なくてもよいといわんばかりの扱いを受けた。それも理由をはっきり言ってのことなら納得するが、そうでもなく、まことにお粗末な扱いであった。

国立A医科大学のリハビリ科の部長と思われる人は、私が関東病院のペインクリニック科へ通っていると、話したところ――

「あそこには日本で一番よいペインクリニックだ。あそこへ行っているのなら、同じことだからこちらへは来なくてもよい」

突然こんなことを言われて、私は理解できなかった。ここはリハビリをする科だ。痛みをとるペインクリニックと何の関係があろう。どういう意味でこんなことを言うのだろう。ここでもペインをやっているのか……と考えこんでいたら、医者は診療とは何の関係もない暴言をつぎつぎに言い出した。

「君は年金や福祉が専門だそうだが、オレは福祉なんて大きらいだよ」

おやおやリハビリの医師が、福祉はきらいだなんて言ってよいのですか―と私は言いたかったが、むこうの大声に圧倒されて言葉が出ない。私は自分の病歴と略歴をまぜて書いた紙を前に渡しておいたので、それが気に入らなかったのだろう。

「大学の教師なんて鼻の高いのは大きらいだ」とおっしゃる。でも、あなたも医科大学の教師じゃないですか―と私は心の中でつぶやいた。ひどい医者がいるものだ。診察をしないで、患者に向ってどうでもよい暴言ばかりはいている。私はあきれかえった。

それでも診察はする気になったらしく、パンタロンと上着を脱がされた。夏のことで、下着だけの姿である。ベッドに背を上にしてうつぶせになった。学生らしい男の子が三人白衣を着てこの診察風景を直立不動の姿勢で見守っている。医者の暴言もすべて彼等の耳に入っている。患者にとっては、大学病院というのはこうした研修生のいるのが目ざわりで不愉快だ。ことに男の子に下着とストッキングだけの姿をみせるなんて、いかに老人とはいえ嫌なものだ。この医者はそういう正常な感覚がまったくないらしい。

「いま折れた腰椎を支えようと周囲の筋肉が必死になって動いている」

これは医師の学生向けの説明であって、私への言葉ではない。学生向けにクドクドと私の骨の状況を説明したが、患者の私に向かっては、リハビリに何をしたらよいか一言もない。

やがて医者は、骨折した腰椎のあたりに、プツンと注射をした。すると私の足の痛みは緩和された。ペインクリニックの治療と似ているが、注射後の安静はない。あとで助手にきいたところ、この注射は医師の奥の手で、痛みを訴える患者をこれで黙らせてしまうという。

「痛くて困ると言ってまた来たらよいですよ」と助手は言った。しかしこの痛み止めは長くは続かなかった。この医者の妻はペインクリニックを開業しているときいた。それで、彼が五反田の関東病院へ行くことをすすめたわけがわかった。

医者はさらに私のつけていた腰のコルセットをはずさせ「こんなものは駄目だ。捨てろ」と助手に命じた。伊豆のペインの個人診療所で金二万円也で買わされたコルセットは、汚物の如くビニールの袋に入れられ捨てられることになった。「私の持物だから返して下さい」と言えばよかったし、そういう権利があったのだが、私も気が弱くて言葉にならなかった。医者は代りに腹巻のような小型のコルセットを助手にもって来させて、私の腰につけた。代金四千五百円はもちろん私の負担である。さらに杖がながすぎるといって、助手に切らせた。

暴言をふくめて三〇分ばかりの診察だった。私は体の筋肉をきたえるリハビリを期待して行ったのだが、そちらの方は全くなかった。失望と不快感で「もう来るものか」と思いながら帰りかけた。助手があとを追ってきて「杖を切った結果はどうですか」ときいた。私は「全然変りませんよ」と答えて病院をあとにした。

このてんまつを親しい内科の先生に話したところ「あそこでは、患者さんがひどいことをいわれることがあると聞いていますよ」――暴言先生の評判は院内でも知れ渡っているらしい。

A医科大学病院で暴言医師に失望したいきさつを話したら、知りあいの内科医が、国立リハビリテーションセンターへ行くようにすすめた。

国立の有名な施設だ。玄関を入ると何人かの患者が、受付の周囲にいた。車椅子の人もいる。建物はうす暗くて、活気がまるでない。

受付をすませてリハビリ科の部屋の前で待っていると名前を呼ばれてカーテンの中へ入った。医師は女性であった。椅子にかけて壁の方を向いている。髪は長目のおかっぱで、毛先をカールし、メガネをかけている。この医者はついに終るまで患者の私の方に顔をむけなかったから、どんな顔か見ることができなかった。

　私の持参したレントゲン写真と、パソコンで打って持参した病歴の紙を見た。

「杖をついてでも、今よりよく、健常者のように歩けるようになるでしょうか」

と質問すると、彼女は即座に言った。

「それは駄目ね。七〇歳を過ぎているから老化の方が早く進む。回復はできないでしょう」

とピシャリと言った。整形外科でも、リハビリ科でも、まず患者の体を診察するのが普通だが、この女医はそれもしなかった。私はこの言葉にがっかりしたが、同時にこの医者の能力に疑問を感じた。

「朝一時間歩きますが、時々道ばたの石などに腰掛けて休みます。そんなことをしないで健常者のように休みなく歩けるようになりませんか」

ときくと「歩くのはいいですよ。筋肉がしっかりするし、骨がやせないから」と言った。

「リハビリ二カ月間限定でやります」

といって紙を書いたものを手渡し、理学療法士の部屋へ行くようにと促した。

　診察といっても私の体の状態も見ず、言葉のやりとりだけだった。顔も向けない女医。期待して行った私はまた失望した。国立リハビリテーションセンターという大きな看板のもとで受けたお粗末な診療だ。だが考え直してみると、私の足の状態は、リハビリの医師がまともに取り組むほど、悪い状態ではないのかもしれない。もっと重度の障害者をここは扱っているのだろう。そう思い直して、理学療法士の部屋に入った。

四〇代のはじめくらいと思われる療法士が出てきて言った。

「あなたの程度に歩ける人は、ここでは退院になるんですよ」

やっぱりそうか、あらためてリハビリをやるほど、私の足や体の状態は重いものではない、という判断なのだ。それは私としては喜ぶべきことなのかもしれない。しかし自分の体の状態は私がいちばんよく知っている。長距離をつづけて歩けない。休まずに歩き続けられるのはせいぜい六〇〇メートルから七〇〇メートルである。これだけ歩くと、足も腰も疲れて道端で石にでも何にでも腰をおろして休みたくなる。

これでは電車に乗ってあちこち出掛けることは無理である。私は自分の行動の範囲を広げたい、とひたすら願っている。そのためにリハビリで何とかしてほしいのだ。

理学療法士は言った。

「あなたを誰が担当するか相談してきめねばなりません。いつからやるかということも合わせてお知らせしますから待って下さい」

やがて、ワープロで打った手紙がとどいた。翌月の第一月曜から毎月曜朝十時に来るようにとの内容であった。

定められた日に行くと、先日の療法士が担当であった。そして私に質問した。

「どんなリハビリをしたいのですか」

私は驚いた。よく歩けるためのリハビリの方法は、当然専門家である療法士が考えてくれるはずと思っていた。そこで、私は半ば出まかせに「腹筋や背筋を強くすること」と言った。こうした筋肉を強化することは、足の歩行力を強めるらしいことは、それまでの医者との会話などから知っていたからである。

マットの上に寝たり、うつぶせになったりして、体と足、肩などを動かす方法を四つばかり教え、それを二〇回ずつやるように指示した。私がそうした運動療法をしている間、彼は、他の患者を見に行った。私が指示通りにやり終えて、さらに続けていると彼は、「やり過ぎもいけないから今日はやめてお帰りなさい」と命令した。

この運動療法をしたあとは足が軽くなった。私は家でも毎日これをつづけ、センターへは毎月曜日、二カ月間通って、一回三〇分足らずの訓練を受けた。その成果は特別にきいたとは思われなかったが、二カ月でセンターへの通院を自分で打ち切った。

訓練室はいつも閑散としていた。せいぜい五、六人の患者が訓練を受けているくらいで、うす暗い部屋には、私が慶応リハビリセンターで感じたような活気はなかった。これが有名な国立リハビリセンターか、という失望感をいまでもいだきつづけている。

　医者も理学療法士もみな国家公務員であろう。そういう身分の保障された人たちが、民間の病院よりも、楽な仕事をしている、と私の目には映ったのである。

　もう一カ所、清瀬にある国立療養所東京病院のリハビリ科へ受診に行った。これはもっとひどいものだった。待っていると女医が廊下へ出てきて、「そのまま、そのまま。そっとして歩いて下さい。そっとね」と言った。つまりリハビリはいらない、という意味であった。七二歳の歩ける老人に、今さらリハビリなどしても無駄である。今の状態でそっとしておく方がよい、と考えたのだろうか。診察室にも入れず廊下での短い立ち話だけ。私がパソコンで打って病歴を書いた紙をとりあげて、女医はさっさと診療室に入っていった。だが夫は「重症じゃないからなにもしないでよいのだろう」と好意的に解釈して言った。だが私には名前も言わないあの女医は、国家公務員としてどんな仕事をしているのか、と疑問がわいてきた。

7　生活の障害

(1) 買物

故郷の所沢へ、四〇年ぶりに戻ってきたところ、町の変貌は驚くばかりであった。学生時代まで住んだ町は人口三万人の小さな市であったが、近隣の村々を合併して人口三三万人の東京の衛生都市にふくれ上った。高田馬場、池袋までそれぞれ三〇分という便利さから周辺の田、畑、雑木林には住宅団地が造成されて都内や周辺の人々が移り住み、早稲田大学、日本大学芸術学部など大学まで引越して新しいキャンパスが生まれた。旧市街の大通りに面して二〇階以上の超高層マンションが三つ、この古くして新しい町を見下ろしている。

私の家は旧市街の裏の住宅地にある。市当局は、この旧市街の開発計画をつくり、道路を広げ、整然とした町づくりを目ざしてはいるが、どうやら計画倒れに終わりそうだ。駅まで七、八分で、銀行、郵便局、大型小型の商店が目白押しに並ぶこの便利な旧市街地を出て不便なところに移り住むのは誰も承知しないだろう。

おかげで、道路は、裏の小路に至るまで昔と変わっていない。私は四〇年前の記憶をたどりながら、町を歩く。古い道の両側の家々は新築されて今風の住宅街となり、住む人の変わった家も少なくない。一方学校新道と呼ばれる近くの道の両側の商店は、周辺の新所沢地区へ出ていった店もあるが、酒屋、寝具店、畳屋などは代がわりして息子たちが商売をつづけている。

駅前から七、八分の距離に西武デパート、丸井、ダイエーの大型店が並び、プロペ通りというわけのわからない名のついたこの通りは若い人向きの衣料、靴、化粧品の店、食堂、カラオケ店、パチンコ屋、百円ストアなどがひしめき、人通りがたえない。この道が近道のため、杖をついた私は、人々の雑踏の中を縫うように歩き、買物をする。

この通りにつづく昔からの所沢の本通りは歩道もあり、立派な道で両側には、昔からの和服の店、米屋、菓子屋、種屋、文具店、薬屋、洋服屋、美容院などが店を構えて、かつての日のように営業をつづけており、名前もファルマン通りと変わったが、昔の繁栄はな

い。昔は何かにつけ「市」がたち、近在の人も出てきて、大きなにぎわいを人々が楽しん

だものだが、その昔の面影はない。店の表側はきちんとした建物だが、裏は何十年か昔の

ままで、蔵づくりがはげかけていたり、木造の古さが痛々しい。所沢商店街の代表だったた

この通りの、かつての威厳と華々しさは失われてしまった。

買物は女の楽しみの一つといわれている。ウインドウショッピングをしたり、思わぬ格安品をみつけたりしてお得な買物に心をはずませる。ところが私の買物にはそういう楽しみはない。私の買物はおよそ三日分くらいの食糧を手に入れることが目標だからだ。財布にゆとりは少いし、いくつかの店を歩くと、足が疲れてしまい、時にはもう一軒寄りたいのを中止して帰ってくる。

八百屋での買物は大根やキャベツ、レタスなどで重い荷物となり、これに牛乳やジュースが加わると、右手は杖でふさがっているから左手だけでは持ちきれない。そういう時は予めシルバーカーを押して出かける。大仁にいたころ、金二万円で買ったシルバーカーがこんなに役立つとは思わなかった。これを押して買物をする姿はいかにも〝としよりじみて〟いることは承知している。はじめはなんとなく抵抗があったが、いまは堂々と（？）シルバーカーを押して店から店を歩く。もう二年余りも使い、玄関に入らないため軒下に

ビニールをかけて雨ざらし同様にしているため、シルバーカーも汚れ古びてきた。少々恥ずかしいが、まだ使えるので、雑巾でふいたりして使っている。

大型店の食料品売場は大てい地下にある。シルバーカーで行く時は、エレベーターがないと買物はできない。そのためダイエーや西武デパートを利用するほかない。大型店は何でもあるが目的のものがどこにあるか探すのに苦労してシルバーカーでグルグルまわることがある。店員さんにきくと、必ずその物のある場所へ連れていってくれる。店員教育がよくできていると、その度に感心する。これはダイエーの場合で西武デパートの店員はさほど親切ではない。しかし西武にはすこし値段がはるが、しゃれた食品があるのが魅力だ。

衣料は下着と普段着以外は買わない。家にこもって本を読み、原稿を書き、外出といえば病院か買物、友達に会いにいく程度なので、外出着はまずいらない。ずっとお勤めの生活はスーツばかり着ていたので、スーツのスカートやパンツを普段着におろし、上に着るのはセーターやブラウス、Tシャツなどである。

普段着によいものを着、化粧もちゃんとして暮らすのが老人のたしなみと、吉沢久子さんが書いておられた。一方吉沢さんは中国製の木綿のブラウスを五百円で買い、愛用しているとも書かれていた（二〇一一年七月一四日付朝日新聞）。私も前から吉沢流を実践しており、五百八十円の夏のパンタロン（中国製）を楽しんで着ている。三千円の日本製と、着心地は変わらない。しかし中国製や韓国製には要注意の品物もある。派手な花柄の夏の木綿のTシャツを一枚買った。夏は老人でも華やかにしてよいだろうと思ったのだが、裏に縫いこんだ注意書に「この服は洗濯すると色落ちすることがあるから他の衣料といっしょに洗わないように」とあった。まだ洗濯するほど着ていないが、洗ったらどうなるか見物《みもの》である。

夫は肌着、ズボン、上着から靴下まで自分で買う人なので、私は自由にしてもらっている。でもタマにはと思って五月の誕生日に夏の半袖シャツの上等で、お値段もかなりのものを贈ったところ、気に入ったとは言ったものの、古いのばかりを愛用して新しいのには手を通さない。いつから着るかと私は見守っている。

ブラウスやセーター、パンタロンをデパートで探すにしても、私はセールをよく利用する。デパートの品は大体信用がおけるし、不況の昨今は二－三割引きから半額になったりしているからだ。夏は七月のお盆過ぎ、冬は一月の十五日過ぎからセールがはじまる。それにしてもデパートなどで服についている値段はずい分高いと思う。日本製の場合である。そういう高そうな服を着ている人を病院などで時々見かける。中国製や韓国製がより良い材質でできもよい服を日本に輸出するようになったら、価格競争で日本は敗けるに違いない。いまのところ、日本人は中国、韓国製やフィリピン製をきらうが質が変われば見直すだろう。

そうした点について、ヨーロッパ人は区別しないようだ。イギリスの友人マーガレットがしゃれた綿入れの半コートを着ているので、見せてもらったが、細かい地味な花模様の生地で、縫製もよい中国製であった。ご本人は私が中国製と気づくまで気にもしていなかった。ご夫君は退職した外交官であったから、お値段も高いものではなかったろう。私は中国の業者がヨーロッパ向けと、日本向けの製品とを区別して送り出しているのでは、と妙なことを考えた。

私は買物で困るのは本屋である。本の大型店が三店あるが、本屋の通路は狭いし、人が立っているからシルバーカーは中まで入れられない。入口に置いて中へ入る。しかし私が本を手にして立ち読みのできるのはせいぜい一五分である。一五分を過ぎて、もたなくなり、床に腰をおろしてしまったら店員さんが「気分がお悪いんですか」と心配そうな顔できさに来たことがある。足が痛むのではなく、筋力が弱いので立っていられないのだ。

それで新刊書は、新聞の読書欄や広告などで見て注文することにした。広告で見て、買ってよかったと思うのは『用字必携』（角川春樹事務所）『草木絵歳時記』四冊（朝日新聞社）で、読書欄で見て注文し失敗したと思ったのは『老人力』『社交界たいがい』その他である。

「やはり本は手にとって見て買うべきだ」と痛感した。こういう本は雑誌に連載したものを集めて一冊としたものである。面白おかしく書いているが、読後に何も残らない。同じ連載ものでも北杜夫が父斎藤茂吉の生涯を歌とともに書き綴った「図書」（岩波書店）の連載は毎月愛読し、ユーモラスな筆致と茂吉の歌の読みの深さが面白かった。これが四冊の本になったので、これは早速買って再読した。これが朝日賞を受賞した時は感慨もひとしおであった。

新刊本というのは、よほど用心して買わねばならない、というのが私の得た教訓である。新刊本といっても二、三年たつと手に入らないことがある経験もした。三年前に出た蕪村の『発句集』は版元の講談社でも品切れで、重版の予定はないそうだと、本屋が言ってきた。

これでは古本屋で探すほかないと、市内のかなり大きな古書店に行ったが古本市場にもなかなか出ない、という話だった。神田神保町の古本屋街には病気になった四年前から行っていない。電車には乗れるのだから行くことはできる。本棚の前で何分立って見ていられるかと思うと、心配で行く勇気がない。

そこで古書店は市内の貴龍堂を専ら利用することにした。芭蕉の文集や句集、俳句関係の必読書のようなものを、ここへ通って安く手に入れた。また諸本は新刊で買うと一冊二千円以上するが、この店では、古書ではあるが一冊二百五十円である。私はまだ習っていないかなりの数の謡本を、この店で手に入れた。手に入らないほしい本をこの店に頼んでおくことにした。毎週火曜日に東京の古本市場に仕入れに行くそうで、水曜は店の休日だから、木曜に行けば新しく仕入れた古書が見られるわけである。この古書店では、杖を置いて床に腰をおろして、本の探検をすることもある。顔見知りになった書店主は、そういうお行儀の悪い客も黙認してくれている。

(2) 料理

最初のリハビリ訓練を終えて退院する日がきまった数日前に私は作業療法士のGさんに質問した。

「お料理の練習をさせてもらえますか」

Gさんは、即座に「できますよ」と言って調理室に案内してくれた。広い室内の一画にきれいな台所がつくられていた。普通の台所と違うところは調理台と流し台が、ボタン操作で下へさがり、椅子にすわって作業ができるようになっていることだった。調理台に向きあってつくられた収納戸棚も、ナベ類などが取り出し易いようになっていた。翌日の午後、私はカレーライスをつくることになり、材料はGさんが町で買って用意して下さることになった。

当日の午後私は運動服姿で、タオルを一本持って調理室へ入った。Gさんが備えつけの前掛けを貸して下さった。二人分のカレーの材料として、じゃがいも、玉ネギ、ニンジン、肉、カレーのルー、バターなどが用意されていた。私は野菜類の皮をむき、適当の大きさに切って肉とあわせてバターでいためた後、水を入れてグツグツと煮こんだ。カレールーを入れてでき上がり。お味は甘口でまずまずの出来であった。作った料理を食べるといっても病院では夕食が用意されているので、療法士さんたちに食べてもらうことにした。あとできいた評判はお世辞も入っていたろうが、おいしかったとお礼を言われた。椅子での料理ははじめてだったが、ほとんどが座りっきりですんだので楽だった。鍋も包丁も材料もすべて用意されていて、物をとりに立ち上がる必要もなかった。材料費約六百八十円をGさんに支払った。歩行訓練ばかりの毎日と違い、変化があって面白かった。ただ、すべてが用意されているところでの料理ではなんとなくお仕きせ料理という感じであった。

私がじゃがいもの皮をむいていた時、杖をつき足をひきずるようにして若い女の子が調理室に入ってきて話しだした。

「病院の食事にあきるわね。そんな時、私はここへ来て、好きなものを作って食べるのよ」

長く入院しているらしく、病院の設備の利用法を心得ているのに感心した。材料は病院の外へちょっと出れば、商店やスーパーで手に入るだろう。訓練用台所もピカピカに磨いておくよりも、大いに利用した方がよい。

さて、退院して家に帰って私にできる家事は料理と洗濯くらいのものである。椅子は、古道具屋で夫がみつけてきた。流しや調理台は病院の調理室のように上下しないから、椅子はスタンドバーなどで使う高めのものである。腰をチョンとのせられ、グルッと回転もする。これはなかなか便利だ。料理は、材料を洗ったり切ったりする時は、椅子に腰をのせてやれるが、道具をとったり調味料を入れたり、鍋を火にかけたりと、台所を動きまわる。椅子を離れると足腰が痛んだり、足が重く感ずる。しかし、なれてくると、椅子を離れて歩きまわって作業をする時間が次第にのびてきた。たとえば、味噌汁を煮立てて材料を入れ、ダシと味噌を入れて出来上がりまでの一貫作業を立ったままでできるようになった。自分で気がつかないうちに、椅子を離れて台所の床をふんでいることがある。こうして、台所作業も一種のリハビリとなっていることに気づいた。

このリハビリ効果に気づいてから、私は料理をやや積極的にするようになった。といっても老人二人の食事であるから、朝と昼はパンと麺類などですませ、夕食には四〇分から一時間手をかける。といっても献立の一例をあげれば次のように簡単なものである。
①若鳥のもも肉を醤油と砂糖をまぜた液につけてフライパンで焼く。時間をかけて弱火で焼くのがコツ
②つけ合わせは玉ネギとミックスベジタブル（冷凍）のいためもの
③若芽のみそ汁（実はもやし、ネギ、ピーマンなどありあわせを使うが、夫は汁ものが好きなので毎日、味噌汁かすまし汁をつくる。）
④カボチャの煮物、豆腐、納豆などの一品

夫は私の料理をめったにほめない。ただおすまし汁がおいしい時など「これはうまい。何を入れたんだ」ときくことがある。おいしくない焼肉などで、こちらは「しまった」と思っていても、夫は何もいわず、お皿のものは全部食べてくれるから、一応満足してくれたと思っている。

夫はお刺身が好きで、よい魚屋を覚えており、自分で買ってくる。鮪と限らず、鯛、かんぱち、鰹など季節の魚の新鮮なのを冊で買ってくる。その時は、私もおいしい魚が食べられるし、料理は、煮物や豆腐、おひたし、汁などを添えればよいので楽ができる。

夫は偏食が烈しく、胡瓜、トマト、セロリ、ニンジンなどサラダ向きの野菜は一切食べない。お鮨もまったく食べなかつたが、ここ一〇年来食べるようになったので、こちらも

安心して、外でいっしょに鮨を食べるようになった。この偏食は子どもの頃の躾に問題があると私は思って諦めている。だからわが家のサラダといえば、レタスと生若芽とか、それに玉ネギの細切りを水にさらしたものなどに、できあいのドレッシングを何種類か用意する、といった程度のものである。

私が足腰に障害をもつようになってからは、食後の皿洗いは、夫が必ずしてくれるようになった。朝食と昼食は簡単なので夫が用意してくれることが多い。料理も、肉を焼いたり、野菜いためは「オレがする」といって例の椅子にすわってしまうことがある。これは有難迷惑である。というのは火加減を知らないので強火で最後まで焼いて、かたい肉を食べる羽目になったりするからである。

私の障害について人に聞かれると、夫は「料理もやっていますよ」と回復に向かっていることを話す。自分が皿洗いや手伝いをしていることは言わない。そんなとき私は「七六歳にもなって台所に立つなんて、彼は考えてもみなかったろうに」と思う。特性の夕食をよい材料で自分一人でつくれるようになりたい、とも考える。

人間は老いても三度の食事は欠かせない。そこで、各地で老人のための、とくにひとり暮らしのおとしよりを対象に給食サービスがはじまっている。私はオーストラリアのシドニーと、ニューヨークの下町で、老人たちが食事に集まってくる風景や、配食サービスを受けるのを見学したことがあるが、どちらも量がたっぷりで、気のきいたデザートもついていた。私自身もその食事をご馳走になったが、よい味で、一日一回これだけのものを食べれば、あとはありあわせの食物で足りるだろうと思った。

老後の食事について大先輩からきいたり、ご馳走になった時のことをふと思い出した。国文学者で、宇津保物語の研究で有名な故河野多麻先生は、「食事は簡単なものをつくって二人で食べております」と言われた。

当時、多麻先生はご夫君の河野与一先生と吉祥寺のお宅に住んでお二人とも八〇歳を越えておられた。与一先生は毎日岩波書店に出勤されていた。そのお帰りに先生は魚や野菜を買って来られるとうかがった。私がお訪ねしたのは、いまから一〇年あまり前で、東京ＹＷＣＡが「優秀老人（女性）の聞き書き」を本にするため、頼まれて私は取材に歩いていたのだった。

むつかしい宇津保物語の研究のお話が終わった時、あいにく昼食時になってしまった。失礼しようと思っていたら、和服に袖無しを召してくつろいだ姿の与一先生が、黒いお盆においしそうなお茶漬けをのせてお持ち下さった。ワサビが入り、海苔をきれいに散らした美しいお茶漬けであった。お味はもちろん上等であった。北杜夫によれば与一先生は十数カ国語に通ずる大学者とうかがっていた。そのお手作りのお茶漬けをいただいたことは感激の極みであった。多麻先生はすばらしいご夫君をもたれた、と感慨無量であった。私のような至らない後輩のために食事まで用意して下さったお二人のお心くばりは忘れられない思い出として、私の心に住みつづけている。数年前に与一先生が逝かれその三年後に多麻先生もあとを追われた。

山川菊栄先生にもお手づくりの昼食をご馳走になった思い出がある。先生は七〇代の半ばぐらいでいらっしゃった。お元気で『幕末の水戸藩』を執筆中であった。いまは中学校の何かになってしまったそうだが、当時の藤沢のお宅は周囲に畠もあり、静かなお住まいであった。労基法と男女平等についてお話を伺いに行ったと思うが、先生は「労基法上も女子の母性保護は廃すべし」のご主張であった。はからずも、それに近い線で改正が昨年おこなわれた。

お話がはずんで、あいにくお昼時になってしまった。先生はさっと台所へお立ちになり、手早くチャーハンを作って下さり、その上にきれいに焼けた目玉焼きをポンとのせて下さった。私は山川先生お手づくりの昼食をおいしくいただき、感激はひとしおであった。いただきながら、先生が長い文筆生活の中で、主婦、妻として料理をして来られた歳月を思わずにはいられなかった。

人間は食べずには生きられない。そして料理というおいしく食べる文化を、それぞれの人が創り出した。私は、老後の食について、より深く考え、よい食事をつくらねば、と思うようになった。幸いに私は足が不自由でも、両手には何の故障もない。実をいえば料理は苦手なのだが、大先輩の思い出をかみしめつつ、老後の食事づくりに手をかけねば、と思うことだけはウソではない。

(3) 掃除・洗濯

私は掃除は嫌いではないが、あちこちの汚れを神経質に気にする方ではない。毎日規則正しく掃除をするというのでなく、玄関とかガラスの汚れが目につくと、雑巾をもちだす方である。部屋でいちばん汚れが目につくのは食堂兼リビングである。食卓の下は必ず小さいゴミが散るので、ほうきではいてゴミをとるようにしている。そのほうきも電気掃除機も、足腰を痛めてから満足に使えなくなった。どちらも中腰になって操作するから、使いはじめから腰に痛みがきて、我慢して使えるのは五分程度である。ジクジクとくる痛みに掃除機をほうり出して、汚れていても我慢しようという気になってしまう。

所沢へ越してきて一カ月ほどの間は、品物を片付けるのが忙しいこともあって、掃除まで手がとどかず、部屋はゴミが散らばって惨澹たるありさまであった。近所に住む八二歳の姉がやってきて

「お掃除くらいしたらいいのに」

と小言を言ったが、年をとった姉は別に手伝ってくれるわけではない。しかしモップの先にゴミを吸いとる紙をつけて、これで床をこすると、ホコリがよくとれる新兵器をもってきてくれた。名前がはっきりしないので〝ほこり取り〟と呼んでいる。掃除機をかけたあとに〝ほこり取り〟で床をこすると、いっそうきれいになる。しかしこれも、軽くて使いやすい割には、私が何分使えるか時間をはかってみると、五分たらずで休憩となった。

市のホームヘルパーを頼もうと電話をかけたが、ヘルパーさんは手いっぱいだから、社会福祉協議会の在宅福祉センターに相談してほしい、という。早速そのセンターに電話すると若いコーディネーターと称する人がやってきた。彼女は社協の職員である。私の家の様子や、私の症状を見て、週一回二時間、ボランティアを派遣すると約束してくれた。ボランティアといっても有料で、利用者は三十分につき一枚三百円の介護券を三〇枚ばかり買っておき、仕事が終わると四枚―つまり千二百円分をボランティアさんに渡す。二時間働いてもらって千二百円の負担というわけである。ボランティアの収入は社協が補助して

おり、介護券と引き換えに一時間七百五十円を受けとることになっている。

最初に来てくれたのは四六歳の働き盛りの人だった。子どもは一人で高校生、夫はサラリーマンで、階下には夫の親夫婦が暮しており、生活は全く別々と言った。どうやら三LDKの私の家より大きな家に住んでいるらしく、掃除の手際は早く、本棚のホコリやトイレの棚とかこまかいところまで気がついて、きれいにしてくれた。この人とは気があって親しくなり、仕事が終わったあと、お茶とお菓子で、世間話をするようになった。

彼女たちはみな専業主婦で、有償ボランティアとして、自身に都合のよい日に仕事に出るわけである。私のところへは大体四人がそれぞれあいている日に交代で来るようになった。援助員さんとよばれており、仕事を依頼するこちらは、彼女たちを独立の人格として接し、いわゆるお手伝いさん扱いはしないように、とのことである。

彼女たちの働きぶりは真面目で、適当にやっておこう、といった人はいない。専業主婦のよさであり、また彼女たち自身ボランティアの誇りがあるのだろう。彼女たちの働き方にはそれぞれ個性がある。手早く室内やトイレの掃除をすませてしまい「風呂場をやりましょう」と言ってくれるひともあり、家の外、つまり庭仕事はしないきまりだが、雑草だらけの庭におりて、草とりをしてくれる人もある。私は腰の痛みのため、草とりもできないので、狭い庭が雑草で埋まっている。

島田は神経質だが、ゴミには平気な人で、自分の部屋に他人が入るのは好まなくて、「ボクの部屋は掃除は結構です」といつも断っている。そこで島田が留守の時は、ソレッとばかり援助員さんと私が島田の部屋に入って、大急ぎで掃除をすませる。しかし散らかっている雑誌やいろいろな品物は、ほこりをとるだけでそのままにしておく。

庭の草とりも、島田はなかなか手を出さない。私は足の痛みがなくなり、かなり楽になってきたので、雑草とりも毎日すこしずつやれば、狭い庭なのでなんとか片付くのではないか、と思っている。

我が家へ来る援助員さんは、四〇代、五〇代の働き盛りの主婦が多いが、六〇代、七〇代の援助員さんもいるという。ささやかなお小遣いを楽しみに働いている人もいるらしい。企業のリストラで、この町の会社でもパートの解雇がおこっているようで、援助員志望者はふえているときいた。

介護保険制度が実施されても、社協はこの援助員制度は残すそうで、私は安心した。介護保険の認定で、私ははずされる心配があるからである。それに、気心が知れた援助員さんの方が、介護保険で派遣されるかもしれないホームヘルパーよりも、つきあいやすいと思っている。

洗濯

洗濯は家事の中でもっとも楽な仕事である。最近の全自動洗濯機はよくできていて、衣類と粉石鹸をほうりこんでスイッチを入れておけば普通のものなら四〇分程度で脱水し、おわりましたとブザーが鳴る。冬の毛糸のセーター類は専用石鹸で短時間に洗いあがる。モヘアのセーターを試しに洗ってみたら、ふんわりと仕上がったのに驚いた。普段着だからこれで十分だ。このごろは毛や木綿に合成繊維を混ぜた布でつくった衣類が多い。こうした混紡ものは洗濯機で十分洗える。夫はアクリルやポリエステルのジャンパーやスラックスを洗濯機で洗い、アイロンもいらないと、すまして着ている。

しかし洗ったものを二階のベランダに運ぶまではよいが、竿に干すのは、私にとってもっとも嫌な作業である。立ったままで、洗濯した衣類を広げ、のばして干す間、私の足と腰は疲れ、痛んでくる。それを我慢しながらきちんと広げて洗濯バサミで止めるまでの作業はつらい。健常な人にとっては何でもない作業が、私には苦しいのである。しかし私も相当に意地っ張りなので、夫が犬と遊んだりしていても頼む気にならない。ベランダに置いた小さな椅子に途中休憩したりしてなんとか干し終える。

姉の家は家族六人で毎日洗濯する。マンションの四階なので風に吹かれて洗濯物が行方不明になることもあったそうだ。私もマンションの七階に住んでいた頃、ベランダに干して、下着が二枚どこかへ飛び去ったことがある。そこで姉の家ではガス乾燥機という新兵器を入れて、大いに重宝していると話していた。しかし我が家のように二人の家族ではガス乾燥機など使いきれないし、狭い家の中に、あの大型の物体を置く場所もない。私の足と腰がもっとしっかりしてきて、干す作業をしても痛まないようになるのを待つしかないと思っている。

洗濯した衣類にアイロンをかけるのも苦手の作業の一つである。アイロン台を出し、アイロンに水を入れる。本当は隣の部屋の食卓にアイロン台をのせて、私は椅子にかけて、アイロンを使うのがよい。医師は畳にすわるのはできるだけ避けて椅子を使うようにと言う。畳にすわると腰骨に無理な力がかかるためらしい。物ぐさの私は、アイロン台などを運ぶのが面倒なので、道具を出した畳の部屋でアイロン掛けをはじめてしまう。

そこで、なるべくアイロンの要らない衣類を着ることになる。夏ものはパンタロンはポリエステルでノーアイロン、Tシャツは木綿がほとんどだが、外出着以外はノーアイロンで着る。ハンカチ類も、外出用以外はアイロンをかけずに使う。春秋冬のパンタロンやセーターは普段着でもアイロンがいるので、これは何とか我慢してアイロン台にのせる。

それにしても人造繊維のブラウスなどは、洗ってもアイロンはいらず、永持ちする。一

○年も着ているブラウスがロッカーにぶら下がっていて、着やすいので捨てられず、普段着におろして着ている。だから新しいものはあまり買わないことにしているが、ついつい買ってしまって数がふえて始末に困っている。

町の衣類の〝リサイクルデー〟が年に二回ある。ことしの六月のその日は不在であったため出しそこねた。次の一一月には大きな紙袋三つに入れた不用の衣類をぜひ出そうと思っている。町では集まった品物を分類して、着られるものは東南アジアなどへ送り、着られないものは繊維にもどして再使用するそうである。

障害者になってつくづく思うことは衣類でも何でも余分な物は持たないことが賢い生き方であるということだ。片付けたり、出したりしまったりという動作そのものが自由にできないか、あるいは手がおそいのだから、物を持たないことが、さっぱりと生きる最上の方法と自分に言いきかせている。

(4) 散歩

近ごろは散歩や散策よりもウォーキングという言葉がはやっている。歩く会があちこちにできて、リュックなどを背負って勇ましくウォーキングに出かける人が多くなった。しかし私の「歩き」はやはり散歩と控え目によぶ方がふさわしい。カギやハンカチを入れたポシェットを肩からかけ、杖をついて普通の人よりずっとゆっくりしか歩けないのだから、のろのろ歩きの散歩である。時間に制限はないものの、途中や、帰宅後の疲れを思うと、せいぜい一時間半から二時間が限度である。この時間の中には途中での小休止を含む。散歩の道はきまっており、自宅から航空公園までで、距離ははっきりわからないが、往復でおよぞ一・八キロメートルくらいと思っている。

「よく歩いて下さい。歩くことで骨が強くなりますよ」と関東病院のS先生は繰り返し言われた。その頃はまだ足の痛みの治療中であったが、先生は痛みがあっても我慢して歩きなさいという意味をこめて言われたのだと思った。椅子にかけて本を読んでいても右脚のスネがシクシクとする。歩き出すと痛みはさらに強くなる。しかし歩けないほどの痛さではない。二度目のリハビリ入院では、訓練の結果、四〇〇メートル続けて歩くと、それ以上は歩けなくて、訓練室の椅子に急いですわったものだ。ところが退院後は努めて歩いていると、痛みにもかかわらず、足はつぎつぎに前へ進むようになった。足は本来、歩くようにできているのだ。春、秋、冬は朝食をすませて八時ごろの出発でもよいが、夏は食事前の朝六時には家を出ないと暑さで汗まみれになる。冬でもコートなし、春秋も軽装である。雨の日や通院予定の日、前日に上京して疲れている日は除くが、大体毎朝同じ道を歩く。

家を出てダラダラ坂をおりると旧所沢市の中心だった大通りに出る。いまはファルマン通りという。私が子どもの頃は、東西にのびるこの大通りが町の中心であった。両側の商店は栄え、ほとんどの買物はこの通りですませた。昔の面影を残す蔵作りの家もあるが、全体として家々は古びて建替えをしていない。

さて、散歩コースは、ファルマン通りを横断して車一台がやっと通れる一方交通の小路に入る。両側に新旧の住宅の立並ぶこの道の終りはゆるやかなダラダラ坂で、上がりきると、国道四六三号線にぶつかる。この国道は川越を経て浦和までのびている。この交差点は「曽根の坂」と標識があり、私は右へ折れる短い坂をくだる。西武新宿線のガードをくぐると、左の公園側の道は歩道と自転車道にわかれ、そのしきりはつつじの垣根で、春は赤紫の花で道を色どる。道路沿いには両側に大きな欅の並木が空をおおって続く。この道路はすでに公園の敷地に接し、公園にはテニスコートが何面かつくられ、休日には早朝から球を打ち合う音がのんびりときこえる。

やがて国道と「公園通り」の交差点「西新井」を渡り、国道ぞいの歩道を行く。国道は早朝から車が行き交い、かなりの騒音が流れる。その騒音を避けようと、国道よりの自転車道でなく、歩道を進む。ここにも石垣の上に山吹の寄せ植えがつづく。四月の下旬には一重山吹が春の到来を謳歌するように黄色の花を咲かせる。つづいては二メートルはあろうかと思える山茶花が石垣の上をかざる。一二月から一月にかけて赤の山茶花は満開となり、朝もやの中では緋の薄絹をはったような見事な景色をみせる。

常緑の木々で仕切られた歩道をなおも行くとようやく公園の入口に着く。所沢航空記念公園という石の標示があるだけで、特に門はない。広い花壇がゆるやかな坂道にのびて、春は、黄色、紫のパンジーや白いスノーボルその他の花々が朝日を受けて輝きながら迎えてくれる。

時計をみるとちょうど三〇分歩いてきた。足の痛みは大したことがないが、ずっと歩き通しなので木のベンチに腰をおろして休む。朝の光の中で公園の木々も挨拶をかわしているようだ。四月下旬から五月はじめの新緑の時が私はもっとも好きだ。木々の浅い緑が万緑の世界へと変るこの季節の美しさは格別である。

公園の広さは五〇ヘクタール。昭和のはじめここに陸軍飛行場ができ、日本最初の飛行機が飛んだ。その二人の飛行士の銅像はいまも駅前に立つ。戦後はアメリカ軍に接収されたが、約二〇年前に日本に返還された。広大で貴重な公有地である。その一部が公園となり、ほかに住宅団地が造成され、また市役所、郵便局、税務署、簡易裁判所などの公的機関や

ＮＴＴなども旧町内から移ってきた。防衛医科大学もでき、国立リハビリテーションセンターは古い歴史をもつ。劇場も大中小と三つもつくられ、芝居や音楽会がある。私はその大きい劇場でシャンソンをきいたことがあるが、客席が急傾斜のために、二階席からかなり見下ろすことになってしまい感心しなかった。その劇場の名は〝ミューズ〟で、文化講演会なども開かれ、町の人々の生活に定着しつつあるようだ。

こうした新しい建物はピカピカで、多くの人は車でやってくる。市役所の職員二千人、大企業なみである。市議会の議員さんは、古くからこの町に住む人々と、東京周辺からの移住者がまざっているらしいが、いまのところ旧市民派が勢力をもっているときいた。新しい皮袋に新しい酒というわけにはいかないらしい。

この市役所の隣に新しい図書館がある。入るといきなり階段で、途中でまがっているため手すりはそこで切れて、二、三段は手すりなしで上り、閲覧室に到着する。はじめてこの図書館へ来た時、この階段はこわかった。開架式の書棚には旧所沢市時代からの本があるし、旧村を合併したため、各地に分館があり地域の人々の利用の便がはかられている。それはよいのだが何かの本を借りたいと申し込むと、それはどこそこの分館にあるので取り寄せるから二、三日待ってください、と言われたことが二度ほどある。大きな町となると図書館の運営もむつかしいようである。

私は公園の周辺のことを書き過ぎたようだ。散歩の話にもどることにする。

ベンチで一休みしたあとは、また道を戻るか、気分のよい日は公園の中に入る。花壇の花を眺めながらつま先上りの道を歩いて時計塔のある公園の中央まで進む。土を盛ってすこし高めに作った休憩所は、藤棚でおおわれており、ベンチが幾つか置かれている。ここで再び休み、公園中央から花壇や周囲の木々を眺める。このあたりは公園銀座のようなもので、ジョギング姿の中年夫婦や犬をつれた男女、紙ヒコーキを飛ばしあっている退職者グループなど、いろいろの人に出会い、お早ようとあいさつをかわす。

たっぷり休んだあと、別の出口を目ざして、花壇と茶畑を眺めながら舗装された広い道を行く。久しぶりに茶の花を見た一二月のある日、よい香りを胸いっぱいに吸いこんだ。右手の方には何十本かの染井吉野の林があり、花の季節には人々が集まる場所だ。左手の立木の中には立派な茶室が完成した。階段を降りて公園通りの出口を出て、さっき通った「西新井」の交差点に出て、来た道を帰ることになる。このコースでは疲れると石垣でも何でも腰をかけて二、三分の休憩をするので、家へ帰るまでに二時間近くかかる。自分の部屋で、一時間ほど休憩してからその日の雑用をはじめる。

このコースはいろいろと楽しい見ものがあるし、長く歩いた満足感も湧いてくるが、冬でも汗にぬれた下着をとりかえたり、後始末もしなければならない。だから公園の門まで往復の一時間余りのルートを選ぶことが多い。それでも朝歩いた日は、気分がさっぱりする。

別の散策コースもないわけではない。「学校ルート」と勝手に名づけているが、昔学んだ小学校の周辺の住宅街を歩くコースである。小学生の頃、いや戦前はずっとそのコースは麦畑であった。その果てに武蔵野の雑木林が続いていた。あののどかだった畑地帯が、いまはすべて住宅で埋まり、四階建てのマンションもところどころに立ち、コンビニまで進出している。道路はきれいに舗装されていて、運動靴を泥だらけにした昔の面影はない。このルートで変らないものは、姿は変ったものの小学校があることと、学校前で鈴木文具店がいまも店を構えていることである。あの頃ニコニコしながら店番をしていたおばあちゃんの顔をみることはいまはできない。

散歩の障害はどのコースを行っても、帰りは道端の石や何かに四、五回休まねばならないことと、甲状腺の病気のために、帰り着くと、冬でも下着が汗にぐっしより濡れることである。

(5) 動作の障害

人間は足や手や体全体を使っていろいろの動作をして暮らしている。健常な人では、自由に体を使うことが当たり前である。ただ高齢になると足や腰の痛みとか、故障が出て思うように動けない人もでてくる。八二歳になる私の姉は、ずっと商家の主婦として働き続けてきたので、動作はやや緩慢になったものの、身の回りのことに不自由はないし、店の仕事も続けている。健常な人は、必要となれば小走りに走ったり、体をよじったり、前後にかがんだりといろいろの動作が無理なくできる。

足が不自由になったため、私はいろいろの動作ができなくなり、あるいはできても、続けられないことを経験してきた。それが生活上の障害となることが少なくない。リハビリによってそうした動作の障害がかなり直ったものもあるが、なかなか直らないものもある。

立ち続けること

外出して、立ち続ける必要に迫られたとき、私はもっとも窮地に立たされる。たとえば銀行へお金をおろそうと出かける。こちらは年金生活だから、お金を振り込むよりもおろす方が断然多いのである。私の行く都市銀行はかなり混雑する銀行である。朝一番でと、九時ごろ行くと、待たずに用をすますことができる。しかし午後とか、休日の前などに行こうものなら、金銭引出機の前に一五人や二〇人は並んで待っているのは珍しくない。私はその最後の人のあとに並んで、杖をついて両足をふんばって待つ。一五人くらいはなんとか待てる。待時間をはかったことはないが、機械が七台くらいあるので、番がくるまで、あの赤い紐で仕切った待機用の場所でじっと立ち続ける。

しかし世の中にはいろいろな人がいるもので、現金を引き出すだけではなく何回か振込みをしたり、十二分に自動機械を活用して、なかなか機械の前を立ち去らない人もいる。一度機械を占領したら、わがものの如く長尻の人は男にも女にもいる。大体中年の男女である。私は自分の番が来るまで足の力をためすようにして立っているので、そういう活用派を見るとうらめしくなる。機械でひき出す現金の額はまず間違いないのが普通だが、機械の前でわざわざ数えているご婦人もいる。

現金の引き出し専用で、通帳記入その他のことができない機械が二台ある。通帳記入や振込みはあきらめて、その専用機を使うこともある。二〇人も並んでいる時は私は立ち続けられないと観念して、その日はさっさと帰ることにしている。

近所の八百屋で、毎日午後四時から、リンゴ五個で百円とか安売りをする店がある。マイクが大声で安売りをがなり立て、二〇人ばかりのお客が黄色いカゴを持って並ぶと、ようやく安売りがはじまる。私はその前を通って帰ることが多いが、あの行列には絶対並ぶまい、と思っている。果物や野菜は重いからシルバーカーでも持って来なければならないし、夫と二人だけの生活では、安いからといって沢山買わされるのは却って困る。それにこの店の野菜や果物は安い分だけ質がおちるのを承知している。古い野菜は冷蔵庫でも、もたないのが普通である。

スーパーのレジの行列も敬遠するものの一つである。すいた時間に行って、その日に必要な食品とお買い得品の中の気に入ったものをカゴに入れて、一人待ちくらいのレジを選ぶ。実習生などと胸に札をつけた女の子のいるレジは避ける。手が遅いし、値段を聞きに行ったりするからである。

ところが好きな買物となると、結構一五分も立ち続けられて、自分でも苦笑したことがあった。手紙を出しに一五〇メートルほどのポストまで歩いて、帰りになじみの洋品店に立ち寄った。いいのがあったらTシャツを一枚買おうか、と軽い気持だった。そこはリサイクルと称して、新品同様のものをデパートなどより安く売っている。デザインも気のきいたものがある。あれこれと見て、たった一枚の気に入ったTシャツを見つけ出すまで、相当の時間立っていた。時計を見ると一五分も立ち続けたことになった。

さすがに足が疲れて、支払うときには椅子にかけさせてもらった。欲が先立つ時はなんとか立ち続けられる、いざとなったらできるのだ、と苦笑するばかりであった。

台所の立ち作業

料理をつくる仕事は、まず体を前に曲げて、下の戸棚から鍋を取り出すのにはじまり、体を縦横に使う仕事である。マッシュポテトをつくるとすれば、野菜入れの下の戸棚からじゃがいもを取り出し、洗って皮をむき、薄切りにする。ここまでの作業は椅子を使える。水を入れて火にかけるには、ナベを持ってレンジの前に行く。ゆで上がったらつぶし、冷蔵庫から出したバターと牛乳を入れて弱火にかけてまぜる。こうした仕事は椅子にかけるのと立ち作業を適当に繰り返しながらどうにかでき上がる。

テレビで見る料理教室は簡単のように見えるが、手や体、足もよく使うし、道具もさまざまなものが出てくる。食材もわが家になく、簡単に手に入りそうもないものがでてくる。そこで見終わって私は、つくれそうもないとため息をつく。

それでもこのごろは、台所に立つのがおっくうでなくなり、後片付けも気楽にやり、食器を戸棚へしまうまで、何とかやれるようになった。夫が手伝うのは食器洗いだけである。前にも書いたが台所仕事はリハビリの効果もあるようだ。

用事や買物のハシゴ

郵便局、本屋、銀行、薬屋、八百屋と用事や買物をまとめてする必要もしばしばおこる。以前は夫に頼んでいたが、薬屋や八百屋は見て品物を選ばねばならないから男性には無理である。こうして何カ所かを歩くといっても距離は大したものではない。重い荷物になることが多いし、歩き通す自信がないので、例のシルバーカーを使う。体重を半分くらい車にかけて押して歩くので、足にかかる体重は半分以下になるのではないか。とに角足運びが楽で、途中で歩行不能にならないですむ。薬屋は二軒あるが、どちらも安売り競争で、いつも混雑している。店内は通路が狭いので、シルバーカーを店の前におき、杖なしで店に入り、店いっぱいの商品の中からシャンプーや、石鹸とか歯みがきなどありふれたものをみつけて取り出すのは楽しい買物ではない。おまけに客が多いのでレジで待たされて、やっと解放される。

畳の上で立ち上がる

畳に正座することはできる。しかし、立ち上がるとき、片膝を立てて、腰を使ってきれいな〝日本式〟の立ち上がりはどうしてもできない。これは腰椎の圧迫骨折と、足の筋力が弱いせいではないか、とあきらめている。立ち上がる時は畳に両手をついてぶかっこうな姿になるが、どうにも仕方がない。だからお茶の席には出られないし、謡のけいこでは二五分間くらいのけいこの間、正座できるからよいものの、けいこの席につく時と、終わって立ち上がるときはまことにぶかっこうである。能を見ていて、手足のさばきの美しさに、感動しつつ、わが身のつたなさを嘆くばかりである。

階段の上り下り

階段を上り下りするのはなんとかできるが、手すりのあることが条件である。駅の階段には必ず手すりがついているので、電車での外出も可能になる。バッグを背負うようにして肩にかけ、右手に杖を持ち、左手は必ずあけておくのは、階段で手すりにつかまるためである。多くの駅で、階段の上る側と下りる側とをわけて矢印をつけている。これは駅の混雑、混乱を整理するためだろうが、障害者にとってもありがたい矢印である。ところがこの矢印を無視して上ったり下りたりする人もいる。その人も私と同じように手すりを使っていると、私たちは向き合ってしまい、どちらかが手すりを離れてゆずらなければならない。若い人はさっさとよけて、こちらの手すり利用を助けてくれる。しかしおとしよりや、私と同じように杖をついている人のときは、私の方がゆずって、一、二段手すりを離れて相手の方を通してから私は上ったり下りたりする。そのくらいのゆとりは私にもある。

階段は上りよりも、下りの方が楽に歩ける。上りには足の力と、体を支える力が余計に必要である。あちこちの駅にエスカレーターが着くようになったが、〝上り〟だけの駅が多い。

五年前にジュネーブで、駅にはエスカレーターは上りと下り、エレベーターも必ずついていたのを思い出した。しかも、そうした設備が一カ所だけではなく、駅の出入口毎についていたように記憶している。そのエレベーターの扉などは相当に汚れていたから、かなり古くからあるのだろうと思った。「この国際都市ジュネーブは多分車椅子でも旅ができるのではないか」とふと考えたことを思い出した。

ペインクリニックからの帰途、駅の階段が上れなくて、二人の若い人に助けてもらったことがある。二年あまり前の、年の暮だった。高田馬場駅で所沢行きの切符を買い、ホームへ昇る階段を上ったが中途の踊り場までなんとか数段あがったものの、それまで痛んでいた右脚の痛みが強くなって、立ちすくんでいた。あとから来た背広姿の青年が声をかけてくれた。

「上までおぶっていってあげましょう」

「ありがとうございます。この左手をひっぱりあげて下さいませんか」

私は救われた思いで、右手は杖を持ったまま手すりをつかみ、左手を青年にしっかりにぎってもらった。若い力でぐいぐいとひっぱり上げてもらったおかげで、十数段はあったと思う階段を意外に早くのぼりきることができた。

ホームに着いたものの、また脚の痛みがきて歩き出せなくなり、立たずんでいた。女子大生らしい人が近づいてきた。

「どうかなさいましたか」

「あの電車に乗りたいのですが、脚が痛くて歩けなくて――」

すぐ目の前に所沢行きの電車が来ていた。若い女性は右手で私の左手をとり、いっしょに歩いて電車に私を乗せ、空席をみつけて掛けさせてから電車の奥に姿を消していった。電車の席にかけている間に痛みは軽くなった。駅に着いて長いフォームで二回休憩してやっと駅を出て、タクシーにとび乗って帰宅した。

あの二人の若い人の親切は今でも忘れられない。二人とも、顔立ちのしまったよい表情の人たちであった。

あの日のペインの治療後になぜあんなに痛みが出たかはわからない。その翌日、室内でも杖を使うほど痛みが続いたので、「ペインで出た痛みは、もう一度ペインで治療してもらうのがよいのではないか」と考え、病院に電話をかけた。「明日が、ことし最後の治療日ですから一一時までにおいで下さい」とのことで、夫に駅まで車で送ってもらい、病院へかけつけた。先生は「やり直しをしましょう」と言われて、いつもの注射をして下さった。その日はぐっと楽になって、乗換えの沢山の階段を自力で無事上下して帰ることができた。

8 夫の内助と外助

私が障害をもつ体となって、もっとも迷惑をかけているのは夫である。二人ともとっくに定年を迎え、毎日いっしょに暮らしているのだから、家庭の内外で私にできなくなったことは夫に頼るほかない。

いまは私も足の痛みがとれてかなり動けるので、料理や洗濯はできるし、掃除も少々する。しかし主に食料の買物はいっしょに行き五日分くらいはまとめ買いし、スーパーの籠いっぱいの食料を車へ積み、帰って台所まで運ぶのは夫の仕事である。洗濯も自分のものは夫が自身でやり、干してとりこむまで自分でしている。私の衣類もあればいっしょに洗ってくれる。食後の後片付けも夫の仕事である。皿洗いにしても、彼のやり方は合理的である。油のついていない食器をまずさっと洗い、次に油ものの皿などをまとめて食器洗剤で洗い、最後にお湯をかけて終る。私がときどきやるように、水やお湯の出しっぱなしはしない。「大学で応用物理学を専攻して、実験みたいなことをやっていたらしいから、物の扱いがうまいのではないか」と私は思っている。

私は平成七年から九年にかけて三回入院し、その期間は合計で七カ月半になる。その間、私の体と身のまわりのことは病院に預けてあったから、夫は自分の身の回りのことをすればよかったわけだが、一日おきか三日に一度は病院に来てくれた。頼んだ本やお菓子、手紙などを持って、面会時間の三時過ぎには、そっと病室に入ってくる。こうして定期的に病人を見舞うというのは、ご当人にしてみれば厄介なことだったろうと思う。

彼がいちばん苦労したのは、私が突然歩けなくなり、室内をいざっていた一カ月間だったろう。夫は買物に車で町へおりて、買ってきたもので三度の食事を夫が料理して二人で食べた。あの頃の私は、自分が障害者になるとは夢にも思わなかったので、気持は暗くならなかった。夫も、私がもとの体にもどると思っていたようだ。しかし検査の結果、歩行その他に障害が一生残るとわかった時、夫は言った。

「病気（全身性エリテマトーデスのこと）が原因でこうなったのだから仕方がないよ。これからは君のリハビリの努力次第じゃないか」

夫は物事の本質を見て、このように合理的な考え方をする人である。物事を見る目は確かで、その判断力はしっかりしている。そして、こうときめたら頑固で、変更しない。表情も話し方もやわらかだが、強い性格の持主である。こんなことがあった。

私のような膠原病の治療をしていると、三人ほどの人が民間薬をすすめてくれた。私は昔、健康によいと高価な民間薬を買わされたことがあった。夫の留守中にワンセット、三万円を持ちこまれて、知人ではあるし、買わないわけにはいかなかった。気の弱い私は断る言葉が出なかったのである。

こんども、友人の知りあいが、膠原病によいという高価な民間薬を宅急便で送りつけてきたのである。夫は即座に「受取拒否」にして送り返してしまった。その送り人とは、私は友人の家で会い、どこやらの大学の先生が開発した薬だときかされ、ビデオまで見せられていた。しかし私は専門医にかかっており毎月一回検査を受け薬ももらっていたから、今さら民間の得体の知れない薬を飲む気はなく、何も言わずに別れた。夫が素早く判断して送り返してくれたのに私はホッとした。しかし先様は好意で送ってくれたので、私としてはおわびの手紙を書かねばならなかった。

もう一件の民間薬をすすめた人には、私は電話をかけるのをやめた。あちらからも電話は来なくなり、次第に疎遠になってしまった。好意の押しつけは、折角の友情も枯らしてしまうことを知った。

私が入院中、平成九年のはじめから所沢に小さな家の建築がはじまっていた。建築会社との交渉、現場を見ることなど、一切は夫の仕事となった。彼は伊豆大仁町の家と所沢の現場の間を何回往復したろうか。所沢には私の実家があったが、彼はそこへは泊らず、必ずホテルに泊った。今考えると、夫がそのようにしたのは正解だったと思っている。

所沢へ移ったのは平地で便利な土地に住むことが私の体のためによいと二人で相談してきめた。しかし彼は本当は閑静な伊豆に住み続けたかったのである。夫は私のために、思いもかけぬ家事労働をしたり、気を使い、ついに引越しまですることになったわけだが、こうして受けた迷惑について「お前のためにこんな苦労をしている」というような言葉をもらしたことは一度もない。我慢に我慢を重ねることができたのは、その強い性格のせいと私は思っている。強い人は反面頑固である。したがってこちらが反対意見を言って説得するには時間がかかる。どうでもいいことは結局こちらが譲歩することになる。外から見るとわが家はカカア天下のように思っている人が多いが実情は違うのである。

夫と生活を共にするようになって四〇年あまりの歳月が流れた。二人とも仕事をもっていて、それぞれに忙しかったからケンカをするひまもなかった。何かにつけて相談をもちかけるのは私の方で、彼の判断に頼った。

夫が神経質なことは私にはちょっと重荷である。細かいことによく気がつく。ところが私が体の不自由をかかえる身となって、夫の身の回りの世話がほとんど出来ないようになった。そのため、彼の部屋は乱雑極まりないものとなった。机の周辺には衣類が散乱し、机の周辺もパソコンやらいろんな品物が入り乱れて置かれている。週に一回、社協からお掃除に援助員さんが来てくれるが、彼は自分の部屋の掃除を断固として断る。床にゴミがたまっていても「ボクが自分でやる」といつも言う。つまり自分なりに秩序を整えている自室を他人にさわられたくないのだろう。私が「掃除しましょうか」と言っても断る。

私は中腰になってする掃除機を使うことや、ほうきではくことも一人前にはできない。だから我が家はゴミやホコリで相当汚れているのだが、掃除のできない私は目をつむり、神経質な夫も、不思議なことにゴミやホコリには平気である。夫のこの性癖のおかげで、怠け者の主婦である私は大いに助かっている。

夫は強い性格の半面、やさしい人である。市中に住んでいるとキリスト教の宣伝とか生命保険の勧誘とかいろんな訪問者が来る。私の足は玄関へ出るのが遅いので、大ていは夫が応対に出てくれる。そして、相手の話を終わりまでとに角聞いてやり、そして断る。また、近くに住む姉がやってくると、喜んで世間話の相手になり、コーヒーをいれ、お菓子も自分で出す。そんな調子だから姉は彼のファンである。

彼は犬が好きである。前に飼っていたシェルティが死んでしまったので、「もう飼わない。旅行ができないからナ」と言っていたが、犬の本などを買ってきて、未練たっぷりの様子をみせる。

「そんなに欲しいなら飼ったらいいでしょう」

と私はつい、言ってしまった。その二、三日後に生後二カ月というシェルティを再びどこかのブリーダーから手に入れてきた。夫は
「アメリカチャンピオンから生まれたんだ」

と血統書をみせた。

いまは二歳になった犬の、朝夕の散歩と食事の世話など全部夫がひきうけている。パソコンと読書に加えて犬の世話も彼の趣味に入る。

犬の雨にぬれた体を拭くために、彼は私の古くなったバスタオルをとりあげてしまった。銀色のビニールの布を買ってきて、雨の日の散歩のために犬のマントをつくった。「ロビン（犬）はこのマントを着せると得意になって歩くんだ」と彼はご満悦である。

前の犬は一二歳でフィラリアで死んだが、その病む姿はまことに可哀相であった。ロビンには犬の寿命といわれる一五、六歳まで長生きしてもらいたい。七六歳の夫と七二歳の私とロビンを加えた家族が平凡な毎日を送っている今が、いちばん仕合わせな時期ではないか、としばしば思わずにいられない。夫が健康で、私の足もかなりよくなったので、こんな夢想にふけるのである。

9　老化と回復力

人間の老化は二〇歳からはじまるという。しかし二〇代、三〇代の若さでは、自分の体の奥ではじまっている老化の進行には気付かない。一日一日を重ねて生きていくうちに、四〇代から五〇代になって、髪に白いものがまじったり、歯が欠け、老眼鏡をつくったりと、目に見える老化に当面することになる。私自身もそういう老化の道を歩んできた。同時に体の内部の器官の老化も進むことを当然考えるべきだった。ところが、そのことに思い及ばず、私の骨が高度の骨粗鬆症となっていることなど夢にも思わなかったのである。歩行困難という事故が突然起こったため、病院で検査してもらった結果、著しい骨の異常と老化が発見された。普通の歩行ができず、床をいざって移動するみじめさは身にしみた。

しかし「リハビリである程度まで歩けるようになります」という医師の言葉を信じて、合計四カ月半、私はリハビリに没頭した。そして予想もしなかったことだが、四〇〇メートルの距離を杖をついて歩けるまでに回復した。

私にとってそれは奇跡であった。老化の進んだ手足、胴体、腰のすべてを強く、繰返し動かしつづけたリハビリの運動療法が、こんなに確実に私の体を復活させたのに、自分で驚くばかりであった。七二歳という老いの入口に立って、自分の回復力がまだ十分に貯えられているということに、深い喜びを味わった。「七〇を過ぎていると回復は望めませんよ」とすげない言葉を吐いて、私を失望させた医師もあった。ところが、リハビリの自主トレや、毎日の散歩という歩きを続けていくうちに、歩ける距離はさらに伸びていった。日常の生活動作も、できる範囲が広がった。

夫は「君は回復力がかなりある方だね」とつぶやいた。彼は常に私を観察して、どこまで直るか、を見ていたのであろう。

〝老い〟というマイナスに人間は結局当面しなければならない。だがその老いていく肉体には、生きるための回復力が与えられているのだ。老いても、より長く生きるための不思議な回復力が、人間の肉体にはひそんでいる。

医師が老いた病人の病気を直すのも、この回復力をよびさますのではないか。百歳を越えて生きるほどの人は強靭な生命力のなかに豊かな回復力を備えているに違いない。

私自身の回復力の体験をいくつか書こう。

早春のある日、女学校の同級生三人が、そのうちの一人の家で会食とおしゃべりをすることになった。私は電車に乗って目的の駅へ着いた。駅へ迎えに来た友人は、自転車をころがしてやって来た。目ざす友人の家は駅からかなり歩かねばならないようだった。杖をついて私は、やや必死になりながら、自転車をころがす友人の歩調にあわせて歩いた。普段一人で歩くときより早いスピードを出した。目ざす友人の家は、はじめての訪問であったからどのくらいの距離かわからない。私の感触では、駅から相当に遠く、一キロに近かったと思う。繁華街を通りぬけて幾つかの角を曲り、向かってくる車を避けながら、とに角長い道を歩いた。途中で私は歩き通せるかと心配したが、道端のベンチで一回二、三分休んだ。そして自転車の友人とならんで、目ざす家に着いた。門まで玄関から植えられた草花に迎えられて、ホッとしながら春の息吹を感じた。我ながらよく歩いたものだと思いながら、久しぶりに見る友人の顔がなつかしかった。二時間ほど遊んで、帰りはタクシーを呼ぶと友人は言ったが、断って歩くことにし、再び一キロ近い道を友人と歩いた。

この経験で私は「自分が積極的になって歩く意志を持てば歩き通せること」を知った。かなりの距離でも歩き続けられることがわかった。そこまで、私の歩く力は回復していることをしみじみと感じた。精神の積極性が回復力を引きだした、と痛切に感じたのである。

同じような経験は国立リハビリテーションセンターに週一回通っていた時にもあった。

訓練を終えてホッとしてセンターを出てから私は帰り道を間違えてしまったのである。センターから航空公園駅までは私のゆっくりした足でも一〇分あまりである。それが間違えて、センターの裏通りへ出てしまったため、駅までそれこそ一キロを越える道を歩く羽目になった。寒い冬の日で半コートを着て杖をつき、とに角夢中になって人通りのない道を歩いた。駅に近い市役所や郵便局が見えてきた時は、これで帰れるとホッとした。この時は、足に痛みがあったので、二〇〇メートルくらい歩いては歩道のふちの石に腰をおろして休んだ。タクシーも殆んど通らない道であるから、自分の足で歩くほかはない。駅に着くと沢山のタクシーが客待ちをしていた。しかし、ここまで自力で長い道を歩いたのだから、最後まで自力で歩こうときめて電車に乗って帰った。この歩きの体験でわかった事は、人間は追いつめられるとその危機を脱するためには、なんとか努力して道を打開するということだ。それだけの余力が自然に出てくるものなのだ。これには回復力がかかわっている。自分では不可能とアタマで考えていても、体自身にはそういう余力が貯えられている。それを引き出して使うことが歩く力をのばし、回復につながる。引っ込み思案はダメなのだと痛感している。

ある時、夫が一泊で旅行をすることになった。一人で留守番をするというのは、それなりにいろいろの事をしなければならない。洗濯や片付け、掃除（雑巾で床を拭くことはできる)、犬の世話、自分の食事づくり、帰ってくる夫のための食事の買物、料理等々案外忙しい。幾分緊張してそんな用事をこなして動きまわっているうちに、自分にはこんなこともできたと、これまでダメと思っていた事がさっさとできるようになった。障害があるから、といって無理をせず人に頼り、自分でする積極性というか、自立の精神をなくしては駄目だ。それでは、その人の持っている残存能力も回復力も生かせない。これは障害者についても、老人についても言えることだろう。

ここで、私の体の愉快な回復の話を紹介したい。腰椎の骨折の結果、私の腰には骨折部分が筋肉を押し出して、おむすびのようなコブが出来ていた。入浴の時には、風呂場の鏡にコブが映り、奇妙な感じで眺めていた。ところが一年ほど前にそのコブは消えて、背骨のゆがみもややまっすぐになった。コブはなぜ消えたのか。恐らく折れた腰椎が固まって、たいらに近い状態に変形したのだろう。手をうしろに回してさわると、コブのあったあとは平らになっている。そして以前はコブのために仰向けに寝られなかったのが、いまはマットの上で、ちゃんと寝ることができる。骨折で痛めつけられた骨が、必死になってもとへ戻ろうとしていたと私は感じている。そして人間のもつ神秘的ともいえる回復力を考えずにいられない。

話は少々とぶが、老人ホームで障害を持つ老人に質問すると、ほとんどが「転んだことがきっかけで障害者になった」「転んだために大腿骨を骨折して寝たきりになった」という話をきく。私自身も転んだことがきっかけで障害をもつ身となった。老人が転ぶことは深刻な問題をひきおこし勝ちである。たまたま雑誌（「暮らしの手帖」平成一〇年一一号）で、「老人の転び」に関する調査の記事を見た。これは六〇代以上の老人への貴重な警告と思えるので要約で紹介したい。

調査は転んだ経験のある読者二八二人にその内容をアンケートで答えてもらったものである。転んだ人二八二人のうち最も多いのは六〇代で一〇七人、次が七〇代、五〇代の順。転んだ場所は家の外の道路などが八割で、家の中は二割。はき物はほとんどが運動靴や革靴など歩きやすいものをはいていた。転んだ方向によって骨折の仕方が違う。前方に転んだ人（全体の五八％）では、四一％がひざ、手首等の骨折をしている。右か左の横に転んだ人（全体の三〇％）では五一％が股関節、足の骨折をし、後方に転んだ人（全体の一二％）では五九％が腰椎、足首の骨折が多いという。転んだ時の状態では、「つまずいた」「すべった」が最も多い。また転びやすい人は、太り気味の人、歩くのがおそくて歩幅がせまいなど脚の筋力（健脚度）が弱い人などであった。

編集部のまとめは以下のように興味深い。

「転んだ人の二人に一人が骨折している」

「たった一度転んだことで、寝たきりになったり、手足が不自由になったり、死に至った例もある」

「なんでもない道路で、歩きやすい靴をはいて、とくに急いでいたわけでもないのに結構転んでいる事実は、心にとめておくべき警告です。一見平らにみえる道にも小さなデコボコは至るところにあるものです」

「年代別では六〇代で転んだ人がいちばん多いのは、六〇代では足腰の筋力は確実に衰えてきているのに、気だけはまだ若く、体の変化に気づいていない人が多いのではないか」

私は六九歳で転んだ。後ろに転倒したのであった。その結果腰椎の骨折をおこして障害をもつ身となった。この調査の語る通りの経験をしたのである。

再び老いと回復力について私の結論めいたものを言いたい。人間の体には神秘的ともいえる回復力がひそんでいるのではなかろうか。神は人間が不自然な無理をすれば、障害をもつような体におつくりになった。私の場合「不自然な無理」はステロイド剤の多量の服用である。だが同時に、その障害を徐々に直していく力も神はお与えになった、と私は自分の体の変化を見ながら考えずにはいられない。私はクリスチャンでも仏教徒でもない。神と書いたがこれを自然と言い直してもよい。とに角一人の人間としてこの広い世界の何か神秘的な力に支配されているようにしばしば思うのである。

その神秘の一つが人間のもつ回復力である。リハビリ専門の女医は私に向かって「お前みたいなとしよりは、そっとして何もしないのがよいのだ」という意味の言葉を口にし、結局診察も何もしなかった。これが現代の医学者とすれば、人間の回復への可能性に目をつぶった藪医者だと思う。私は老いても、自分の体がはっきりと回復を目ざしていることを自覚している。それは毎日の生活のなかでいろいろな折に感じたり、発見する。この動作がここまでできるようになった、と思う度に、人間の回復力を貴重で、頼もしいものと考えるのである。老人の回復力は若い人よりおそいのは事実だろう。しかし人間は死を迎えるまで、何ほどかの回復の力をもっていると私は思っている。

10　障害は個性

「障害は個性である」ということがしばしばいわれる。日本の福祉の先駆者糸賀一雄はその障害児・者の教育の体験から次のように書いている。

「どんな重い障害をもっていても、だれとももとりかえることのできない個性的な自己実現をしている」

「ちょっと見れば生きる屍のようだとも思える重症心身障害者の子が、ただ無為に生きているのではなく、生き抜こうとする必死の意欲をもち、自分なりの精一杯の努力を注いで生活している」

障害児と触れる毎日から、糸賀は右のような思想を抱き、すべての重症児の人格発達の権利の保障を提起した。

私は二度のリハビリ入院で多くの障害者と知りあった。彼等は中年から高年の障害者であったが、それぞれのリハビリへの取り組みは真剣そのものであることはすでに書いた。麻痺した脚に装具をつけ、重い靴をはいて一歩ずつでも歩こうとする人の姿に心をうたれた。

三〇代かと思われる青年と話した。彼は車椅子にいつも乗っていた。病気をきくと脊髄に腫瘍ができて、それを取除く手術をした結果、歩けなくなったと言った。多分足の神経も切断せざるを得ないほど重症だったのだろう。しかし明るい表情でこう言った。

「会社が社屋を改築する時に、僕が復帰して働けるよう、トイレを車椅子で使えるよう改造し、入口もスロープにするなど準備をして僕の帰りを待っていてくれるのです」

髪をそり落として坊主頭の青年の目は賢さを感じさせた。歩けないという障害をかかえても、前途には働く未来が待っている。彼がその時、訓練していたのは、車椅子を十分使いこなし、車椅子でどこへでも行ける腕の力を強化することだった。車椅子を他人に押してもらうようでは、自立できない。なんとしてでも自力で自由に車椅子で動けることが職場に復帰するための必要条件だ。パラリンピックの選手たちは筋骨隆隆とした腕で、自在に車椅子を動かしていた。青年は何のてらいもなく、車椅子で働くという独自の個性を実現しようとしていた。

私たちが住んでいた伊豆の家の隣家に、軽い精神障害をもつ娘さんがいた。父母は七〇代であるから彼女は四〇代であろう。引越して間もなく庭に出ていると彼女も庭にいて、垣根越しに話しかけてきた。

「よいところへお建てになりましたね」

その言葉は世間的なあいさつではなく、心からそう思っているらしいことが読みとれた。以来、時々わが家へ遊びに来るようになった。それも必ず父母が不在の時であった。自由に外に出歩くことを父母は禁じているらしい。話している間に、私たちは彼女が軽い知的障害者であることがわかった。本を読むのが楽しみなこと、北欧へ親子三人で旅行した話などをつぎつぎに語った。他愛のない話を私たちは楽しくきいていた。ある日、自分のお金で買ったものだと言って、オレンジを三つ持ってきて「これは母に内緒ですから、お礼はおっしゃらないで下さい」と言った。私たちは彼女の好意に感謝してありがたくオレンジを頂戴した。

こんなおつきあいの中で私たちにわかってきたのは、父母が娘をなるべく外の人に接触させないようにしていることだった。奥さんとはよく立ち話をしたが、娘に関する話は一度もでたことはない。世の風にあてず、世間から隠しておこうとしていることが察せられた。その理由は、娘さんがあまりに正直で、何もかも話してしまうこと、知的障害者の娘がいることを世間に知られたくないこと、娘は親二人が守って大事に見ていくほかない、といった気持を夫妻が持っていることなどにあるようだった。

しかし娘さんは親の留守に愉快なことをした。私どもの家を建てていた大工さん三人が、炎天下で作業をしているのを見て、ジュースをコップに入れて、持って行ったというのである。娘は帰って来た父親に叱られた「よその家の仕事をしている大工に、お前がジュースをあげる必要はない。よけいなことはするナ」という意味の言葉を父親は言ったらしい。娘のやさしい心は、父親の世間的な常識で否定された。娘さんがどう答えたのかを私は知らない。

このいきさつを、私は裏で植木の手入れをしていた職人さんから聞いて何とも言えぬ気持になった。娘さんは生来やさしく、思いやりの深い心の持主である。それが彼女独特の個性である。しかし親は娘のやさしさを否定した。世俗的な常識を教えてそれに従うように親は命じた。娘の心は傷つき戸惑ったに違いない。軽度の知的障害者というのは、私たちが考える以上に繊細な個性を持っているものである。

伊豆病院の食堂では患者の席はきまっていた。入院して一週間ほどの私の席は末席のような端っこで、向い側は七〇歳に手がとどいたくらいの女性で、なかなかのしっかり者であった。その言葉や態度に成熟した強さを感じていた。脳梗塞で左半身麻痺となり立川の病院に入り、治療とリハビリを受けた。二度目のリハビリのためこの病院に入ってきたという。

「立川のリハビリのあとでヨーロッパに行ってきたのよ」

と事もなげに言った。私はすっかり驚いてしまった。そのころ私の歩ける距離は一〇〇メートルがやっとで、国内旅行さえもう出来ないとあきらめていた。歩きの程度を比べると、彼女も杖をついて、悪い方の左足の足運びはおそく、私のおそさと同じくらいである。ヨーロッパ旅行といっても旅行社の組んだおしきせツアーで、誰か付きそいがついていったに違いない。それにしても思い切ってヨーロッパまで出かけた度胸のよさに私は感心した。彼女は自分の障害を客観的に見て、異国の土を歩けると判断したのだろう。恐らく以前にもグループツアーの経験があったのかもしれない。長い病床生活のあとの自分に、楽しみを与えようという判断をし実行にうつした。私は彼女のその強さに驚きながら、三日後に退院するという彼女の個性にひかれた。

病院の休憩室で、三人の中年の男性が社会復帰の話をしていた。

「オレの場合は、課長が連絡係の仕事をするように、と言ってるんだ。パソコンや印刷物では連絡できないことが会社にはいろいろある。それを課から課へ歩いて伝えるわけだ」

四〇代のはじめのKさんは、脳梗塞をわずらったが比較的軽く、装具をつけた左足はかなりよく歩けるし、左手もいくらか使えるようにリハビリの効果があがっている。

「会社への往復は、行きは家内の車、帰りは友達が車で送ってくれる」

病院から会社へというのは人生の転機である。多分思いがけない問題も起こるかもしれない。だがKさんの表情には一人前に働くという前途への期待が輝いていた。そこには個性ある障害者の顔が周囲の人々の共感をよんでいるようだった。

Hさんは一〇年余りリューマチを患って、病院の古顔だ。両足とひざの関節がやられて、いつも車椅子に乗っている。病棟内を車椅子で自由に動きまわり、新聞を読み、読書にふけっている。話しかけると病気のことでも何でも率直に話す。近くに部屋を借りており、体調のよい時はそちらで自炊生活をし、悪くなると病院へ戻ってくるという。リューマチという直る見込みのとぼしい病気をかかえながら、つらい話は一言も言わない。私が接した病院の障害者のなかで、もっとも腹のすわった人だ。

病気を宿命と受けいれているが、だからといって隠者のような生活をしているわけではない。天城湯ヶ島町の病院から友達の車で東京へ出て、車椅子で公園を散歩し、買物もする。

「仕事も自営でやることをいろいろ考えるんだが、いざはじめようという時に問題がでてきて中止になるんですよ」

きびしい病気に平然と向かいあう四〇歳のHさんには、生き抜くための豊かな個性、頭のはやい動きなど、私をひきつけるものを十分にもっていた。医療費は立て替え払いで、あとで全額東京都が補助してくれる。障害年金はわずかなので、親がいくらか送金してくれる。経済生活も、この人らしく万全の備えである。

私の伯母に、足に障害を持った人がいた。駅で転んだために、大腿骨を骨折し、寝たきりにはならなかったものの、日常生活は畳にすわったままで、両ひざでいざって室内を移動していた。和服をきちんと着こなして半幅の帯を締め、その暮らしようは整然としたものであった。

息子が、屋敷内に建てた離れで一人暮し、三度の食事は嫁が運んでくれるので不自由はなかった。

私は見舞いに行って驚いた。伯母は明るい表情で、ちゃぶ台の上に新聞を広げていた。

「どうだね、こんどの内閣は。うまくやってくれるかね」

伯母はいきなり政治の話をもちだして私を驚かせた。私は伯母が不自由な体の話をまっ先にすると期待していた。

伯母はもともと世の中の動きや政治に関心の深い人だったが、それはすこしも変っていなかった。障害で自由に動けない身となったことについては一言も言わない。障害をやむをえないこととして、障害とともに生きることが当然のような雰囲気を身につけていた。障害はそれとして、ひとりで生きる確固たる精神の持主となっていた。だから伯母にとっては障害の話などどうでもよかったのだ。それより伯母がじかに見られない世の動きについて知りたがった。

私が障害者になるのは嫌だ、と悩んだような時期は伯母にもあったに違いない。いまはそれを超えて新聞とテレビと本の世界に楽しみを見出し、自分自身の世界を築いている。私は伯母と政治談義だけでなく、さまざまな世間話をした。八〇歳を越えた伯母の頭はすこしもボケておらず、私の言葉に伯母らしく反応した。自分で外出できず、会うのは見舞客と、勤めから帰った息子だけ。外からみれば淋しい環境だが、伯母は自分の置かれた孤独の世界を自然に受けいれて、自由な精神で生きる個性をわがものとしたのであろう。

「どんな重い障害者でも必死になって生きようとする個性をもっている」と糸賀一雄は指摘した。私は知りあいの障害者の中の、個性豊かな人々を紹介した。そしてあらためて、「障害は個性」という言葉を考えてみた。それは「障害とともに生きる人間の豊かな個性」とも言えよう。あるいは「障害ゆえに、かえって健常者に見られない積極性を身につけた性格」ともいえるだろう。障害者は四肢の不自由、目が見えないこと、失語症、その他さまざまな肉体的、精神的なマイナスを背負って生きねばならない。そうした障害故に、黙って他人のするままになっていたら、自分の意志は表現できず、したいこともできず、言いたいことも言えない。ましてやいまの社会は弱肉強食で、弱い者の意見は容易にきいてもらえない。そういう差別の中で障害者は、口惜しい思いをかかえて生きねばならない。

だが、障害者とその関係者は立ち上がった。障害者のさまざまの団体ができた。父母の会も熱心に活動をはじめた。多様のボランティアもそうした会の応援をはじめている。そうした会が共通に求めているのは「障害者の人間としての基本的権利の実現」である。障害は多様でも、障害者は、この社会で十分に自己を生かし、個性ある自己実現をする権利をもつという思想が次第にこの社会に広がりはじめた。一九八一年は国連の提唱する国際障害者年であり、それから一〇年は国際障害者の一〇年であった。だが、私の感ずることは肢体不自由者の施設も、就労のための訓練施設も、障害者を雇用する企業も決して十分ではない。独自の個性をそれぞれに持つ障害者の能力は、この社会でしっかりと受けとめられていない。

その一方で障害者たちは草の根のグループをつくり、各地でさまざまな自立への動きをはじめている。障害者同士が結婚し、子どもを産み、普通の家庭をつくる人もでてきたし、親もとを離れてアパートで自立の生活をはじめた人々もいる。そうした人たちにはボランティアが熱心に応援している。自ら行動し発言する障害者もふえている。問題はそういう障害者たちの行動や発言を社会が十分に受けいれず、大きく広がっていかないことだろう。個性ある障害者が実力を発揮する基盤が十分でないことだ。

個性を存分に発揮している障害者といえば『五体不満足』を書いた乙武洋匡君だろう。生まれた時から両手両足のない乙武君は普通の子どもといっしょに遊び、学び、いたずらもして普通の学校教育を受け、受験に落第して予備校にも通い、大学を卒業した。障害者であることを意識したのは二〇歳になってからだという。子ども時代から青年期まで乙武君が仲間の子どもたち、青年たちそして先生から受けた好意は限りないものであったようだ。それは乙武君を同じ仲間として扱ったという一語に尽きる。そういう世界から『五体不満足』の著者は成長し、独自の個性をもつ障害者が育った。

私は車椅子に乗り、あるいは足を少々ひきずりながら、職場復帰の日について語ってくれたリハビリの仲間たちの笑顔が忘れられない。

そして、私は自分自身についても考えた。私は個性ある障害者だろうか。残念ながらそういう宝は私の身についていない。歩行困難という障害を背負う身となって四年たった。杖ともかくも障害を受け入れて、人間として自立して生きようという心の支えはできた。杖をついて遅い歩きだが、一人で外出もできるようになった。だが町に出て健康な足でさわやかに歩く人々を見ると心は動揺する。あれが普通の人間の姿ではないか…と思う。

私はそういう自分の心に反撥する。この社会には実に多様な障害をもつ人々がいる。そうした人々も独立した人間としてこの世に生きる価値があるのだ。リハビリの仲間たちは健常者よりやさしく思いやりが深かった。

私の脚や腰は動いたり、働いたりすれば痛みはどこまでもついてくる。その痛みも、自分の体にとって当然のものと耐える自信もついてきた。体と心の葛藤を経て、私はやっと障害者としての自己を認め、かけがえのない自分の人生をおそまきながら切り開こうという気になった。

私はすでに退職して定職を持たない年金生活者である。主婦としてやらねばならない仕事はなんとかできる。そして自由の時間はたっぷりある。障害のために、却ってあちこち出歩いて時間をムダに使うこともなくなった。

俳句入門一年生の私は、この日本語の美の世界を知りたいと痛切に願っている。関連する短歌や詩、日本の古典の世界まで読んでいきたいと思っている。また、人間は、なんといっても人から得るものが大きい。古くからの友人、俳句の恩師や友達は私の大切な財産である。四年間の障害との戦いが一区切りして、私は自分の七〇代以後の人生をどう開拓していけるかと、自分自身を目をこらして見つめている。

主要参考文献

塩谷正弘『断痛療法　心とからだにやさしいペインクリニック』サンマーク出版　一九九七年
砂原茂一『リハビリテーション』（岩波新書）　一九九八年
上田　敏『リハビリテーション　新しい生き方を創る医学』講談社　ブルーバックス　一九九八年
鶴見和子、上田敏、大川弥生『回生を生きる　本当のリハビリテーションに出会って』三輪書店　一九九八年
大野智也『障害者は、いま』（岩波新書）　一九九七年
糸賀一雄『福祉の思想』日本放送出版協会　一九六八年
石塚忠男『足は偉大だ　脳と体に効く歩み学』家の光協会　一九九七年
暮らしの手帖77号の特集「ちかごろ転んだことはありませんか」暮らしの手帖社　一九九八年十一月
石塚忠男「足を大切にしていますか」婦人の友　一九九八年四月号
総理府編『平成一〇年版　障害者白書』一九九八年

著者紹介

島田とみ子（しまだ・とみこ）

1927年 埼玉県に生まれる

1952年 東京文理科大学文学部卒業

朝日新聞社学芸部，社会部等を経て

現在—東海大学名誉客員教授，日本年金学会会員

専 攻 社会保障

著 書『年金入門　新版』（岩波新書）

『女性のための年金入門』（時事通信社）

『年金が語る女の一生』（朝日新聞社）

『ひとり暮らしの戦後史』（共著，岩波新書）

『女の老後を考える』（時事通信社）

『女の中年期を考える』（時事通信社）ほか

転んだあとの杖——老いと障害と

発行——二〇〇〇年二月五日　第一刷発行

定価（本体一七〇〇円＋税）

著者©——島田とみ子

発行者——西谷能英

発行所——株式会社　未來社

東京都文京区小石川三—七—二

振替〇〇一七〇—三—八七三八五

電話(03)3814-5521〜4

URL: http://www.miraisha.co.jp/

Email: info@miraisha.co.jp

印　刷——㈱スキルプリネット

製　本——富士製本

ISBN4-624-50127-6 C0036

森　南海子著　母と私の老い支度　一六〇〇円

張　さつき著　母の贈りもの　一七〇〇円

豊田正子著　花の別れ――田村秋子とわたし　一六〇〇円

伊藤雅子著　女のせりふ120　一八〇〇円

宮尾茂子著　がんを道連れに13年　いのちを見つめて　一八〇〇円

宮内美沙子著　看護病棟日記　一八〇〇円

宮内美沙子著　木もれ日の病棟から　一七〇〇円

グループ・ロビン編訳　愛するひとがエイズになったとき　一六〇〇円

＊表示価格は消費税別